수사반장처럼 진찰하라

수사반장처럼 진찰하라

의대가 6년인지도 몰랐던, 어느 의학도의 통합의학 분투기

윤용현 지음

큰동

친절한 의사는 없다

나는 한 때 '친절한 의사'가 되는 것이 목표였다. 청년기까지 나 스스로 여러 가지 질환에 시달렸지만, 같은 의대 동료나 의료계 선배님들로부터 나의 고통에 대한 친절한 설명을 들은 바가 별로 없었기 때문이었다.

나는 이 정도로 아픈데 소위 의사라는 사람들이 타인의 고통을 너무 쉽게 말하고, 너무 아무렇지 않게 결론내고 심지어 왜 아픈지 잘 얘기해주지도 않는 모습에 많은 실망을 했던 것이다. 그리고 결심했다. 내가 의사가 되면 꼭 '친절한 의사가 되겠다'고.

실제로 의대를 졸업하고 병원에서 근무할 때, 그리고 개원을 하고 처음 얼마 동안은 '친절한 의사'를 사명으로 여겼던 나의 소신을 열심히 실천하려 했다.

그러나 언제부턴가 생각이 달라졌다. '친절함'보다는 환자를 실제로 낫게 하는 게 훨씬 더 중요하다고 생각하기 시작한 것이다.

지금의 나는 환자들한테 "저는 친절한 의사가 아닙니다."라고 자주 말한다. 심지어는 "친절한 의사란, 사실 있어서는 안 된다"라고 까지 말한다.

내가 이렇게 생각하게 된 이유는 첫째, 의사의 친절하고자 하는 자세 때문에 환자에게 주도권을 뺏기는 경우가 있기 때문이다. '친절'하려다 보면 우선 환자의 느낌과 판단을 존중해 줘야 하는데 그러다보면 아무래도 진료과정이 환자의 주관적 의지 중심으로 흐르는 경우가 있다.

여기서 한 가지 중요한 문제가 있다. 우리나라는 환자들이 스스로 치료방침을 정하고 병원에 오는 경우가 많다는 점이다. 의사의 진단이 있기도 전에 자신이 벌써 '내 몸은 내가 안다'며 환자 본인이 진단을 끝내고 치료방법까지 다 결정해서 병원으로 온다.

이런 분들께 다른 치료 방향을 얘기하면, 혹시나 과잉진료를 유도 하는 게 아닌지 의심받기 일쑤다. 의사로서 이렇게 의심을 받으면 기분이 좋을 리 없다. 그러느니 차라리 환자가 하고 싶은 대로 해주자고 '친절한' 생각을 갖는 것이 오히려 편한 선택이 되는 것이다. (하지만 바로 이 순간 의사의 본분을 벗어난다고 생각한다.)

이를 테면 이런 상황이다. 한번은 두통과 목통증으로 내원한 환자가 비염이 의심되었다. 나는 비염 치료를 먼저 하자고 권했다. 그러자 환자분이 이렇게 말했다. "내 느낌은 비염이 아닌데요!" 정형외과를 찾아왔는데 정작 의사라는 사람은 '비염' 얘기를 꺼내니까 환자 본인이 이를 받아들이지 못했던 것이다.

하지만 나는 고집을 피워 엑스레이를 찍자고 했고 아니나 다를까 비염이 있었다. 비염은 생각보다 위험하다. 60세 이상의 경우 비염이 심근경색을 유발할 위험이 높다는 논문과 데이터가 있다. 비염 뿐 아니라 모든 염증이 만성적으로 지속 존재하면 사람을 죽이는 질환이다. 하지만 많은 분들이 '염증 정도야…' 라고 여기며 무감각해 한다. 나는 그런 환자들께 좀 심하게 말한다.

"환자의 느낌이 그렇게 중요하세요? 혈압이나 당뇨나 고지혈증을 느낌으로 압니까? 스티브 잡스는 느낌이 없어서 죽었나요? 그렇게 느낌이 중요하면 건강검진도 하지 마세요."

현대의 의료란 대부분 데이터화 되어 있다. 데이터가 환자 본인의 주관적 느낌보다 훨씬 유용하다. 이를 일단 인정해야 한다. '내 느낌이 괜찮으니까 치료를 안 받아도 될 것 같다!' 이렇게 말하는 환자의 태도는 정말 잘못된 태도이다.

환자의 주관적 느낌이란 종종 어처구니없다. 의학 서적에는 '발목이 골절되면 못 걷는다.'고 쓰여 있지만, 실제로는 다리가 세 군데 골절이 된 상태로도 걸어 다니는 사람들이 있다. 우리 병원에도 다리가 골절된 상태에서 아무렇지도 않게 걸어서 들어온 사람이 있다. 그 환자분은 나한테 이렇게 말했다.

"제가 분명히 잘 걸어 다녔는데 무슨 골절이란 말입니까?"

암을 걸려도, 고지혈증이나 동맥경화가 있어도 지금 당장은 아무렇지 않게 움직일 수 있다. 오늘의 내가 잘 움직이고 있다는 사실은 별로 중요하지 않다.

내가 '친절한 의사'를 경계하게 된 두 번째 이유는 '친절함'이 의료라는 수사를 방해하는 요소가 될 수 있기 때문이다. 의료는 질병이라는 범죄를 저지른 범인을 찾아내 처벌하는 일종의 수사극이다.

그러나 의료현장에서는 처음부터 범인을 특정 짓기 어려운 경우가 많기 때문에 일단 여러 용의자를 수사선상에 올려놓고 고민해야 한다. 종종 배후세력이나 공범관계도 추리를 해서 밝혀내야 한다. 이를 위해서는 초동수사가 특히 중요하고 심증보다 물증을 갖고 접근해야 한다. 이 모든 측면에서 의사의 의료행위는 살인범을 추적하는 수사반장의 행동 패턴과 매우 유사하다.

그래서 나는 항상 환자에게 다양한 질문들을 던진다. 환자의 라이프스타일을 파악해야 진단의 정확성을 기하는데 도움이 되기 때문이다.

그러나 우리는 아직 이런 의료문화에 익숙지 못하다. 의사의 질문에 대해 별로 달갑게 생각하지 않고 오히려 부담스럽게 느낀다. 자신이 알아서 관련 없는 정보로 판단하고 중요 정보를 생략하기도 한다.

실제로 환자들과 대면하다 보면 "왜 이런 걸 물어보지?" 하는 표정을 짓는 분들이 많다. 하지만, 나는 환자가 이상하게 생각을 하건 말건 개의치 않고 다각적인 질문을 던진다. 호구조사부터 시작해서 개인병력이나 가족관계까지 다 물어본다. 질병을 일으킨 범인이 꽁꽁 숨어 있을수록 수사는 집요해지고 질문은 많아진다. 그만큼 친절함과는 거리가 멀어진다.

내가 친절한 의사를 경계하게 된 이유는 무엇보다 '친절함'이란 의료의 본분이 아니기 때문이다. 우리가 '맛집'을 찾아 갈 때, 그 집이 친절하다는 이유로 찾아갈까? 그렇지 않다. 맛집의 본분은 〈음식의 맛〉에 달려 있다. 친절함은 부수적인 요소일 뿐이다. 음식점이 아무리 친절해도 맛이 없으면 맛집이 아니다.

병원 역시 의사의 친절함을 논하기 전에 진료능력이 무엇보다 중요한 1차 기준이다. 하지만 우리는 이상하게도 병원에 갈 때 '친절하다'는 평가에 집착하는 경우가 많다.

최근 개원하는 의사들 중에 공부하는 사람이 드물고, 돈 버는 기술만 배우고 싶어 하는 것 같아서 안타까울 때가 많다. 심지어는 환자의 작은 골절은 그대로 두고 인대 손상만 수술해서 환자가 계속 불편하게 만든 케이스도 몇 번 보았다. 세상이 어쩌다 이렇게 되었는지? 탄식이 나오기도 한다. 그런데 이런 의사들이 유독 신경 쓰는 문제가 있다. 그것이 바로 '친절한 병원'이라는 포털 리뷰다.

우리는 의료를 '인간의 건강을 지키는 서비스'로 규정할 수 있다. 그런데 여기서 어디까지나 중심이 되어야 할 것은 서비스가 아니라 건강이다. 즉 건강을 지켜낼 수 있는 능력이 의료의 본령이다. 그런데 친절함에 대한 집착은 부차적인 요소가 본질적인 요소를 지배하게 만든다. 이는 의료의 본분을 '서비스'의 영역에 묶어 두는 우를 범할 수 있다.

환자의 실제 고통을 경감시켜 줄 치료성과보다 방문자 '리뷰'에 더 많은 신경을 쓰는 상황이 되는 것이다.

물론 '친절함'이란 사람과 사람의 관계에서 인간이 지켜야 하는 기본적인 자세일 것이다. 의사로서 자신의 의학적 판단에 대해, 환자에게 자세하게 설명하고 동의를 구하는 과정도 기본적인 의료인의 도리일 것이다.

그러나 이 친절함이라는 강박관념에 지나치게 얽매여 '치료'라는 본분을 망각하게 된다면 그것은 주객이 전도되는 것임을 잊지 말아야 한다. 환자가 병원에 오는 이유는 실제로 병을 고치고 고통에서 벗어나기 위함이지 마음 착한 대화상대를 만나 마음의 위로를 얻기 위해서가 아니다.

적절한 진단과 치료를 통해 환자의 고통을 덜어주는 것이 의료의 본분이자 진정한 친절이다. 의료는 친절한 '서비스'이기 전에 치료를 달성할 수 있는 '능력'이어야 한다.

이 책은 지금까지의 나를 돌아보고 나의 삶을 더 채찍질하기 위한 책이다. 의사의 길을 선택한 이후 지금까지 어떤 과정을 거쳐 어떻게 성장해왔고, 어떤 가치관과 생각의 변화를 겪어 왔는지를 진솔하게 담고 싶었다.

어린 시절, 나 자신이 질병의 그늘 아래에 오랜 시간 시달리면서 여러 가지 해법을 찾아 고뇌했던 날들이 많았다. 비수술치료의 길로 들어선 이후에는 선진 의술을 배우기 위해 수천 Km를 날아 많은 해외학회들을 찾아다녔다. 선배들의 고민이 녹아있는 다양한 의학적 대안들을 접하면서 때론 감명받고 때론 공감하며 의사야 말로 평생 공부를 놓을 수 없는 직업임을 절감했다.

'인간은 노력하는 한 방황한다.'고 괴테는 말했다. 돌이켜 보건대 선택의 고비마다 가야 할 길이 뚜렷하게 보였던 적은 별로 없었다.

어떻게 육체적 고통으로부터 근본적으로 벗어날 수 있는지, 어떻게 질병의 근원을 치료할 수 있는지에 대한 의학적 질문에 직면할 때 마다 학구적 열정과 낙관적 의지로 하나씩 돌파하는 것 외에는 다른 길이 없었다.

아마 앞으로의 선택도 다르지 않을 것 같다. 의대가 6년제인지도 모른 채, 겁도 없이 의학도의 길을 시작했던 그때처럼, 나는 또 다시 새로운 숙제를 찾아 긴 여정을 마다하지 않을 것이다.

2023년 12월
인천에서 **윤 용 현**

CONTENTS

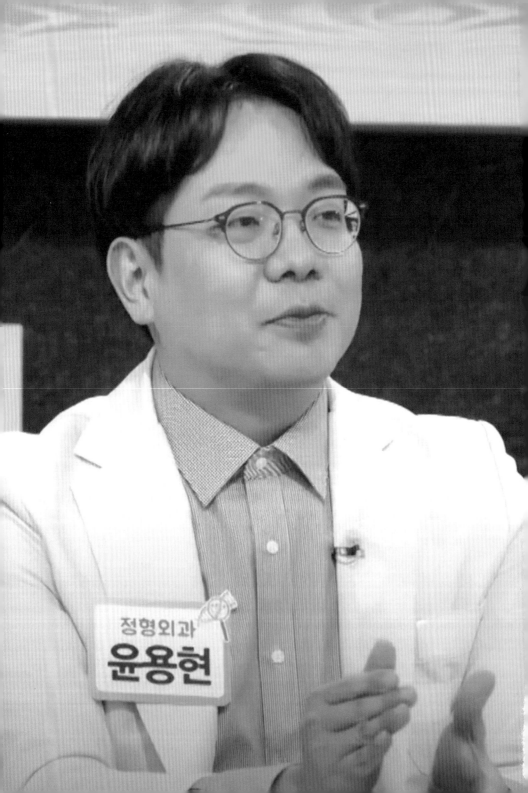

1부

의사가 되기까지

01

초등학교 2학년, 병원의 추억

내 삶에 큰 영향을 끼친 사건 중에 '교통사고'가 있었다. 초등학교 2학년 때 교통사고를 당했다. 하마터면 죽을 수도 있었던 꽤 큰 사고였다. 다리가 부러지고 뇌출혈도 있었다. 수술을 받은 것은 아니었지만 머리엔 뇌출혈 진단을 받고, 우측 대퇴부에도 골절이 있어서 병원에 3개월이나 입원을 해야 했다.

그때 나는 골격 견인(skeletal traction)이라는 치료를 받았다. 침대에 기둥과 추(錘)를 설치하고 뼈가 붙을 때까지 다리에 쇠를 박은 채 그대로 걸어놓고 유지하는 치료다. 그런 이상한 자세로 무려 석 달이나 누워 있으려니 어린 나이에도 무척 힘들었던 기억이다. (그때의 치료 덕분에 나는 아직도 다리에 쇠를 박은 자국이 있다.)

그런데 이때 몇 달씩 병원 신세를 지는 동안, 의외의 소득이 한 가지 있었다. 그 덕분에 책 읽는 버릇이 생긴 것이다. 병원에 누워 있다 보니 아무런 할 일이 없었다. 당시는 80년대라 인터넷도, 컴퓨터도 없었고, 핸드폰도 없었다. 유일하게 TV가 있었지만 돈을 넣어야 나오는 TV라서 부모님이 동전을 넣어주지 않으면 볼 수가 없었다.

그런데 그때 어른들이 TV를 보여 주지 않으셨다. 당시 어른들은 TV를 바보상자라고 생각해서 어린 아이들이 TV에 빠져있는 것을 좋아하지 않으셨다. 아버지, 어머니, 할머니가 교대로 어린 나의 병간호를 해주셨는데 아무도 TV에 동전을 넣어주시지 않았다.

대신 아버지가 책을 갖다 주셨다. 어린 아들이 죽을 뻔한 사고를 당하는 바람에 심적 충격을 받고 어머니도 많이 힘들어 하셨지만, 그 와중에도 아버지는 어린 내가 병실에 누워 주구장창 TV만 보지 말고 책을 읽기를 바랐던 것이다.

결국 나는 죽으나 사나 책을 보는 수밖에 없었다. 침대에 고정된 채 전혀 움직일 수 없는 상태라 가만히 누워서 독서하는 것 말고는 다른 할 일이 아예 전혀 없었다.

아버지는 중학교 선생님이셨는데 공교롭게도 그 무렵에 학교 도서관장을 겸하고 계셨다. 그 덕분에 더욱 더 많은 책을 자유롭게 구해 볼 수 있었다. 아버지는 매일 책을 갖고 오셨고 나는 수 십 권씩 쌓아놓고 계속 읽어댔다.

그렇게 병원 침대에 누워 있는 동안 온갖 위인전 시리즈는 물론이고 세계명작선집부터 심지어는 '아프리카 전래동화'까지 모두 섭렵할 수 있었다.

돌이켜 보면 그때부터 책 보는 일이 하나의 습관이 된 듯하다. 어린 나이였지만 독서는 큰 재미였고, 무엇보다 유일한 낙이었다. 흔히 활자중독이라는 표현을 쓰지만, 어쨌든 그 사건 이후로 책과 문서를 통해 정보를 얻는 일이 거의 습관처럼 아주 편하고 익숙한 방식이 되었다.

물론 좋은 점만 있었던 것은 아니었다. 오랜 치료 끝에 뼈도 붙고 몸도 회복했지만, 그게 다는 아니었다. 교통사고의 후과였는지, 청소년기와 대학시절에는 지독한 요통에 시달렸다. 평생을 달고 살아온 두통도 어린 시절의 사고와 무관치 않았다.

어린 나이에 석 달 동안이나 병원에 있었던 사건은 이후의 나에게 많은 영향을 끼쳤다. 무엇보다 어린 시절 겪었던 고통의 추억은 아픈 사람에 대한 동병상련의 감정을 내 마음 깊숙이 남겨놓았다. 고통을 호소하는 사람들을 쉽게 지나칠 수 없었고, '아프다는 것'이 무

엇을 의미하는지, 절절하고 거대한 공감대가 어린 나의 잠재의식 속
에 새겨졌다.

02
나의 길은 어디일까?

어린 시절 가치관 형성에 큰 영향을 끼친 사건이 하나 있었다. 나는 광주(光州)가 고향인데 그 무렵 광주에는 '플라톤 학원'이라는 유명한 논술학원이 하나 있었다. 중학교 1학년 때 바로 그 플라톤 아카데미 논술 학원에 다니면서 학원 원장님- 황광우 선생님을 만난 것이다.

황광우 원장님은 80년대 온 나라가 민주화 운동으로 뜨겁던 시절, 정인이라는 필명으로 운동권 필독서를 여러 권 쓰기도 했던 민주화 운동권의 이론가였다. 그런 이력의 원장님이다 보니 아무래도 아이들에게 미치는 가치관 전달 효과가 남달랐다. 플라톤 학원에 다녔던 것은 한마디로 치명적인 사교육이었다.

어린 시절, 내가 황광우 선생님께 배웠던 가치관은 한마디로 '자본주의의 노예가 되면 안 된다.'는 거였다. '진지하게 세상을 바라보고 세계를 바꾸는 삶을 살아야 된다!' 그런 메시지가 소년 시절 나의 머릿속에 깊이 남았다.

그 분의 영향 때문이었을까? 어린 시절엔 의사가 되겠다는 생각은 해본 적이 없었다. 대신 동양 철학을 다룬 고전이나 문학 등에 큰 관심이 갔다. 내가 보던 책은 대부분 그런 분야였다. 아마 고등학교 1~2학년 때까지도 나의 관심은 온통 철학과 문학에 꽂혀있었던 것 같다.

그 덕분인지 주변 아이들을 세속적이고 가벼운 인간들로 치부하거나, 때로는 수준미달이라고 느끼기도 했다. 알고 보면 나도 비슷한 또래의 학생에 불과했지만 당시로서는 그런 소년시절의 근거 없는 자부심을 마음속에 가득 채운 채 학교를 다녔다.

하지만 구체적인 진로선택의 시기가 되면서 조금씩 생각이 달라졌다. 나는 비교적 성적이 상위권에 있던 친구들과 일종의 스터디 그룹처럼 어울려 다녔는데 그 친구들과 같이 공부를 하다 보니 친구들 중에 '난 외교관이 될 거야' '나는 검사가 될 거야' 라고 말하는 아이들이 하나씩 늘어났다.

그때까지도 별로 흔들리진 않았지만, 결정적으로 문과, 이과를 선택하는 과정에서 부모님의 반대에 부딪히고 말았다. 내가 막상 문과를 선택하겠다고 말씀드리자 아버지, 어머니가 반대를 하셨다.

원래 우리 가족은 문과적인 성향이 다분한 집안이었다. 아버지가 사학과를 다니셨고 어머니가 국문학과를 졸업하셨다. 삼촌들과 이모부도 경제학과나 영문학과 출신이었다. 한마디로 문과 성향의 집안 이었다. 그러나 부모님은 내가 문과보다는 이과계통으로 나가길 바라셨다.

"용현아, 넌 과학공부도 잘하면서 왜 문과를 가려고 하니?"
"저는 철학을 하고 싶습니다!"

내가 진로에 대한 평소의 소망을 말씀을 드렸더니 아버지가 다시 설득하셨다.

"용현아. 우리 집에 돈이 많은 것도 아니라서 네가 문과를 가면 서포트를 해주기 힘들단다. 문과를 가지 말고 이과를 가렴! 이과를 가서 네가 하고 싶은 걸 하는 게 어떻겠니!"

아버지는 그렇게 어린 나를 설득하셨다. 돈도 안 되고, 미래도 불투명한 '철학'보다는 좀 더 현실적인 선택을 바라는 부모님의 마음이셨던 것이다.

부모님의 말씀을 곱씹어보니 실제로 잘하는 것을 하면서 하고 싶은 것을 하려면 이과가 더 유리하다는 생각이 들었다. 문과는 주관적인 성향이 강하고, 그때 나와 비슷한 생각을 하는 사람이 주위에 별로 없었기 때문에 외로운 공부를 해야 할 것 같았지만, 이과는 숫자이고 대화가 통하는 공부라는 생각도 들었다.

결국 부모님의 뜻을 따라 이과를 선택했다. 이과를 선택한 이후, 고등학교 2~3학년 때는 자연과학 공부를 많이 했다. 그 무렵 나의 롤 모델로 떠오른 인물은 이휘소 박사였다. 이휘소 박사는 한국이 낳은 천재 과학자 중 한 사람으로 입자물리학 발전에 크게 공헌하신 분이다. 그러나 비운의 교통사고로 인해 42세의 나이로 사망하고 만다. 1979년 노벨물리학상을 수상한 압두스 살람은 이휘소 박사를 두고 "현대 물리학을 10년 앞당긴 천재"라고 말했을 정도로 이론물리학계에서 알아주는 천재였다.

(나중에 이휘소 박사를 주제로 한 소설《무궁화 꽃이 피었습니다》가 출판되기도 했는데 이때 대한민국의 핵개발을 막기 위해 미국의 정보기관이 이박사를 살해한 것으로 묘사되는 바람에 많은 오해가 발생하기도 했다.)

고교시절, 이휘소 박사의 일대기를 읽으며 그의 영향을 많이 받았다. 그리고 언젠가는 나도 이휘소 박사처럼 멋진 과학자가 되고 싶다는 희망에 부풀기 시작했다. 어렸을 때 '발명가'가 되고 싶다는 꿈을 꾼 적도 있었기 때문에 과학자가 되겠다는 소망은 자연스럽게 내 가슴 속에 파고들었다.

그런데 정작 대학진학을 준비할 무렵, 우리나라의 분위기는 '물리학과'를 먹고살기 힘든 전공쯤으로 치부하고 있었다. 그래서 물리학과 지망생들은 아주 상위권 대학을 나와야만 어느 정도 진로에 도움이 된다고 판단하는 경우가 많았다. 나 역시 같은 맥락에서 서울대 물리학과를 가고 싶었지만 내신 등급이 별로 좋지 못했다. 지금 생각하면 알량한 정의감이었지만 고교시절 친구들이 컨닝까지 하면서 내신관리 하는 모습이 너무 싫었던 나머지 그냥 수능으로 승부를 보겠다는 생각을 했던 것 같다. 우리나라가 물리학을 선도하는 국가가 아니다 보니 '물리학자'로 성공하려면 외국 유학도 필수적이라고 생각했지만, 형편상 유학이 어려웠다. 나는 결국 포기하기로 마음을 먹었다.

결국 이런 저런 이유로 물리학과가 아닌 '컴퓨터공학과'에 진학했다. 하지만, 아쉬움과 미련이 남았던 것일까? 컴퓨터공학과에 입학한 이후에도 물리학자가 되고 싶다는 꿈을 완전히 포기할 수는 없었다. 그래서 컴퓨터공학과를 다니며 청강으로 물리학과 수업을 들었다. 강의를 들으면서 '내가 이 길로 갔을 때 정말 잘할 수 있을까?' 확인해보고 싶었다.

하지만 이 길이 정말 나의 길인지 진지하게 자문해 보고 고민해 보았을 때, 최종적으로 내린 결론은 부정적이었다. 남들은 5분 만에 푸는 물리학 문제를 한 시간에 걸쳐 풀고 있는 나를 발견했기 때문이었다.

'아! 이 길이 아니구나!' 싶었다. 그렇게 대학 1학년 물리학과 청강을 들으며 물리학자의 길을 포기했다.

03

넌 사람처럼 생각해서 안 돼!

어렸을 때 꿈이 무엇이었는지, 되돌아보면 4~5가지 쯤 되었던 것 같다. 과학자, 운동선수, 컴퓨터 프로그래머, 의사가 바로 그것이다. 그 중에 과학자로서는 이론물리학자나 발명가가 되고 싶었다. 나는 실제로 어렸을 때부터 남들과 다른 생각을 하며, 엉뚱한 창의력을 발휘하는 아이였고, 중학교 때는 발명반에 들어가서 여러 아이디어를 내기도 했다.

대학1학년 때 이론물리학자의 꿈은 접었지만, 그래도 내가 들어갔던 〈컴퓨터공학과〉 역시 과학자의 꿈을 키울 수 있는 전공이기는 했다. 나는 유능한 컴퓨터 프로그래머가 되겠다는 쪽으로 장래희망을 다시 그려 보았다. 컴퓨터 공부를 열심히 하다 보면 '발명가의 꿈'을 다시 키울 수도 있겠다는 생각도 들었다. 그렇게 나름 열심히

학교를 다녔다.

그런데 하루는 친구가 나에게 이런 말을 했다.

"너는 사고하는 방식, 로직이 문제야!"

갑자기 내 사고방식을 문제 삼는 친구의 말에 의아한 생각이 들었다. 내가 되물었다.

"응? 뭐가 문젠데?"

그때 나의 질문을 받은 친구가 했던 말이 참 인상적이었다.

"너는 생각을 컴퓨터처럼 하지 않아! 사람처럼 해!"

"사람처럼 한다는 게 뭐야?"

"바로 이게 문제야!"

"...?"

"너는 로직이 잘못돼 있어서 컴퓨터공학과를 아무리 계속 다녀도 별로 재미가 없을 거야!"

친구의 분석은 정확했다. 그 대화 이후, 컴퓨터공학과가 정말 나의 길인지 다시 돌아보지 않을 수 없었다. 아무래도 컴퓨터 프로그래밍은 나의 적성과는 맞지 않는 것 같다는 생각이 많이 들었다.

코딩[1]을 계속 하다 보니 '창의적인 사고'나 뭔가 새로운 영역을 개척하는 도전적인 느낌보다는 천편일률적으로 똑같은 일을 반복하는

---

1 프로그래밍 언어를 이용해 구체적인 컴퓨터 프로그램을 짜는 일.

코딩머신이 된 것 같은 느낌도 들었다. 고민 끝에 내린 결론은 '이 분야에서는 내가 최고가 될 수는 없겠구나!' 라는 것이었다.

그러자 앞으로 어떻게 살아가는 게 좋을지? 많은 고민이 밀려왔다. 평생 동안 적성에 맞지 않는 일을 계속하는 것이 과연 맞는 판단인지? 의문이 들었다.

전자 회로를 설계하는 일은 어떨까? 생각이 들어 전자과 수업도 들어봤지만 결론은 그것도 아니었다. 결국 나는 중대 결심을 한다. 컴퓨터 공학과를 중간에 포기하고 새 진로를 찾아보기로 결심한 것이다.

04

6년제 인지도 모르고 들어간 의대

대학교를 다니다 말고 재수를 선택한 나는 수능시험을 다시 치른 다음, 잠시 의대를 갈까? 한의대를 갈까? 고민했다. 당시 드라마 '허준'이 크게 유행해서 한의학에 대한 관심이 높아진 때이기도 했거니와 의사와 한의사의 구분에 대해서도 정확히 모르고 있던 상황이었다. 그렇게 한의대 진학까지 열어두고 진지하게 고민하고 있을 때, 아버지가 일반 의대를 가라고 권하셨다. 그래서 한의대가 아닌 의대를 택하게 된다.

한 가지 황당한 것은 의대 입학 후에도 내가 의과대학이 6년제 (예과 2년, 본과 4년)라는 사실을 몰랐다는 점이다. 대학 진학 후, 오리엔테이션에 참석했는데 그 자리에서 '의대가 6년제'라는 사실을 비로소 알게 되었다. 그때의 황당함이란 이루 말할 수 없었다.

사촌들 중에 의대 다니던 사람이 두 명이나 있었고, 심지어는 친구들 중에도 의대를 다니던 친구들이 있었으나 크게 관심이 없다 보니 의대가 6년제라는 너무나 기초적인 사실조차 모르고 있었던 거였다. 순간 땅이 꺼져라 깊은 한숨이 절로 나왔다.

"의대가 6년이었어요? 아~!!!"

세상이 다 아는 사실을 나만 모르고 있었던 것이다. 나 자신에 대한 자괴감과 남들보다 2년을 더 다녀야 한다는 절망감, 답답함이 동시에 밀려와 혼란스러웠다. 하지만 그 시점엔 이미 등록금을 낸 상황이었다.

좌절감을 느끼는 대목은 또 있었다. 나 스스로 내 능력 중에 가장 떨어지는 능력이 암기력이라는 사실은 전부터 알고 있었지만, 그 사실을 가장 적나라하게 깨달은 것이 바로 대학시절이었다.

의학은 이해를 하는 학문이 아니고 외우는 학문이다. 마치 초등학생이 ABCD를 외우듯, 처음부터 끝까지 외워야 하는 학문이 바로 의학이었다.

하지만 나는 의학이 외우는 학문이란 사실을 받아들일 수 없었다. 나는 외우기보다는 원리를 이해하려고 무던 애를 썼다. 그러다 보니 너무 시간이 많이 걸리고 답답했다.

그 때문에 대학시절 고생을 많이 했다. 의대에 진학하기 전까지 나는 꽤나 자유로운 영혼이었다. 책도 '봐야 할 책' 보다는 '보고 싶은 책' 위주로 보았고, 공부도 내가 하고 싶은 공부를 주로 하며 살았다. 과학도 내가 하고 싶은 과학을 했다.

그렇게 살던 인간이 평소에 전혀 관심도 없었던 내용들을 억지로 외우고 있으려니 정신적으로 너무나 많은 하중이 걸리기 시작했다.

심지어 의대가 6년이라는 사실조차 몰랐을 만큼 평소에 '의사가 될 생각'은 전혀 없었던 나였기에 완전히 생소하기만 하던 의대 커리큘럼은 당시의 나에겐 무척 힘들고 어려웠다.

05
끝까지 가보고, 미련 없이 포기한다

　나의 미래 소망 중에는 운동선수가 되는 것도 있었다. 1990년대 후반, 대학에 입학하기 전에 그전부터 조금씩 배웠던 택견 실력을 믿고 택견시합에 나가서 학생부 우승을 했던 일이 있었다. 학생부이긴 했지만 막상 우승을 하자 '내가 운동을 좀 하나? 우승을 하네!!' 그런 막연한 자부심이 들었다.

　하지만 운동 선수로서 본격적인 꿈을 키울 수는 없었다. 더 큰 시합에 나가보려 노력도 해보고 종합격투기대회 참전도 시도해 봤지만 이래저래 잘 풀리지 않았다.

　내가 택견을 포기하게 된 이유는 무엇보다도 태생적으로 정치적인 것을 좋아하지 않는 체질 때문이었다. 택견에는 여러 분파가 있고 각 유파는 도깨비문양, 삼조구문양, 결련택견, 전승회 등으로 나뉘는데 각 지역에 따라 그 세가 달랐다.

내가 보기엔 다 같은 택견인데, 그 작은 세계에서조차 서로 간에 그렇게 갈라져서, 지역을 옮길 때 마다 다시 배워야 한다는 것이 이해가 되지 않아 택견을 멀리하게 됐다.

그런데 택견을 포기한 뒤, 새로운 대안으로 탁구에 급격한 관심이 쏠리기 시작했다. 내가 탁구를 처음 접했던 것은 플라톤아카데미의 전신인 초석학원에서였다. 당시 친구들과 공부를 하다가 중간 중간 쉬는 시간에 탁구를 치곤 했는데, 나보다 공부를 잘했던 친구들을 탁구로 이기는 경우가 자주 있었고, 심지어는 친구들끼리 시합을 열어도 내가 우승을 했다. 그 때문인지 시간이 지날수록 점점 탁구의 매력이 크게 다가오기 시작했다.

한번은 가벼운 생각으로 출전했던 생활체육대회에 나가서 생각지도 못한 '본선진출'을 하기도 했다. 보통 첫 출전 당시에는 예선탈락으로 끝나는 경우가 대부분인데 나는 첫 시합에서 본선진출을 했던 것이다.

하지만 오랜 시간을 기다려도 내 시합 순서가 오지 않아 그냥 다른 사람에게 대신 나가 달라며 기권을 하고 나왔다. 큰 대회 참전 경험이 없던 나는 예선을 통과하고 나서 몇 시간이나 지난 다음에야 본선을 시작한다는 사실을 몰랐던 때문이었다. (다음 시합부터는 돗자리와 먹을 것, 마실 것을 충분히 챙겨 나가서 '기다리다 지쳐 본선 진출을 포기하는' 사태를 사전에 예방했다.)

이런 과정을 거치면서 탁구에 더 집중해 보고 싶은 생각이 점점 더 커졌다. 나는 성격상 뭔가에 한번 꽂히면 끝까지 해봐야 직성이 풀리는 스타일이다. 무슨 일이건 한번 시작 하면, 끝을 볼 때까지는 계속 파고든다. 그런 나에게 그 무렵 눈에 들어온 것이 탁구의 세계였던 것이다. 택견은 사정상 포기했지만, 탁구는 끝까지 해보고 싶었다.

전국 의과대학 탁구대회를 만들다

의대진학 이후 나는 개인적으로 힘든 시기를 보내고 있었다. 외할머니가 돌아가시면서 이래저래 힘든 일이 많았던 그 시절, '갈 곳 잃은 마음도 쉴 겸 운동에 전념해 볼까?' 하는 생각을 해보기도 했다.

탁구를 계속 파고 싶었던 나는 아예 의대 안에 탁구동아리를 만들 결심을 했다. 하지만 예과 2학년이 학내동아리를 새로 만들기는 힘든 일이다. 함께 운동하던 선배들을 설득해서 이름만 올려달라고 했고, 교수님께도 부탁을 드려 지도교수님까지 모시는 등 온갖 노력을 다했다.

결국 어려운 일을 해내고야 말았다. 공부하기도 바쁜 의대생들을 한 명씩 설득해서 탁구동아리를 만든 것이다. 10여명으로 출범한 탁구동아리는 나중에 50명 까지 늘어났다.

나중엔 아예 '탁구대회'를 조직하기로 결심하고 〈전국 의과대학 탁구대회〉를 만들었다. 우리 팀은 서울대, 카톨릭의대 등과 시합을 벌여서 단체전 우승과 개인전도 1, 2, 4위를 휩쓰는 성과를 내기도 했다. 의과대학뿐만이 아니라 타과까지 포함하는 〈전국대학생탁구대회〉에도 나는 '감독 겸 선수'로 출전하여 전국 8강까지 2회나 진출했다.

하지만 아이러니하게도 이 과정들을 거치면서 나의 한계를 깨닫게 된다. 많은 탁구 시합을 벌여본 결과 '내가 탁수 선수를 할 재목은 못되는구나!' '나는 운동선수는 못하겠구나!' 라는 최종판단에 이른 것이다. 그렇게 어떤 희망의 벼랑 끝에 이르렀을 때, 운동선수의 꿈을 포기하게 되었다.

돌이켜 보건대 의사가 되기로 결심하기 이전까지, 대략 내가 해보고 싶은 것들은 조금씩 다 해보았던 것 같다. 발명가도 하고 싶었고, 물리학자를 꿈꿔보기도 했다. 컴퓨터 프로그래머가 되는 상상을 해

보기도 했고, 운동선수도 되고 싶었다. 그런데 그 모든 일들을 실제로 부딪치면서 '확실히 이 길은 아니구나!'라는 사실을 나 스스로 절감하게 되고, 알게 되니까 오히려 선택이 쉬워졌다.

생각해보니 의사는 네 번째 꿈 정도 되는 것 같았다. 세상의 모든 미련들을 다 찔러보고, 홀가분하게 포기를 결정했을 때 마지막으로 내 앞에 남아 있던 마지막 꿈이 의사가 되는 길이었다.

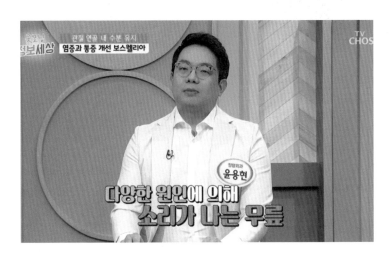

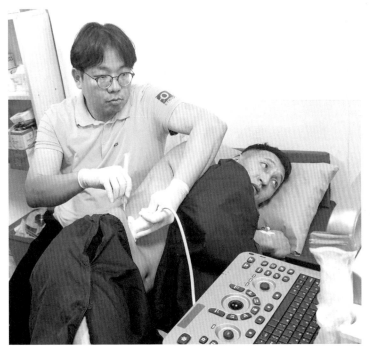

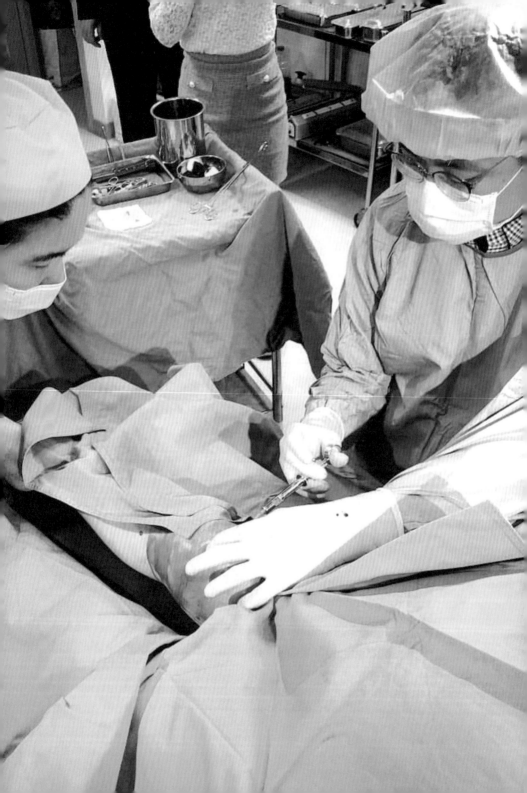

2부

정형외과를 선택하다

01

허리통증으로 고생하던 의대생

다른 학교를 거쳐서 의대를 갔더니 한 가지 문제가 있었다. 나와 동갑내기들은 학교에서 '선배'가 되어 있었고, 동기들은 두세 살 어린 친구들이었다. 다른 곳도 그렇겠지만, 특히 의과대학은 나이 먹고 들어오니까 마음 둘 곳이 없다는 생각이 들었다. 그때 나이 차이가 열 살 가까이 나던 조대부고 고교동문 선배가 동아리를 하나 소개해주었다. 풍물패였다. 반가운 마음에 바로 가입했다.

그런데 나중에 알고 보니, 의과대학에서도 동아리는 인맥과 학내 정치를 위해서 가입하는 경우가 많았다. 특정 동아리 활동을 해야 나중에 인기 있는 전공과목을 선택하는데 큰 도움이 된다는 사실을 뒤늦게 알아 챈 것이다. (대학시절의 나는 이런 풍토가 매우 부당하다고 생각했다. 내가 졸업한 학교에 남지 않고, 서울로 수련의 과정을 떠났던 데에는 이러한 이유도 있었다.)

의대생들은 본과 3~4학년 무렵, 의사로서 어떤 전공을 선택할지 진로 고민을 하게 된다. 나는 처음에 '재활의학과'에 관심이 많았는데 그 이유는 무엇보다 나 자신이 요통에 계속 시달렸기 때문이었다.

그 무렵 나는 허리 때문에 풍물패 활동을 제대로 할 수 없을 정도였다. 풍물을 치려면 바닥에 오래 앉아 있어야 했다. 하지만 나는 풍물연습 때마다 허리가 너무 아파서 앉아 있지를 못했다.

일단 동아리 선배들에게 고통을 호소해 보았다. 앞으로 의사가 될 선배들이니까 뭔가 도움이 되지 않겠나? 라는 생각으로 허리통증에 대해 조언과 진단을 구해 본 것이었다. 하지만 내 몸이 버티지 못할 때, 동아리 내부의 인간관계는 아무 소용이 없었다.

의과대학 선배라는 사람들은 나의 고통에 대해 전혀 이해해 주지 못했다. 선배들은 "허리는 누구나 다 조금씩 아픈 거야. 나도 너만큼 아파!"라는 식으로 넘어갔다. 명색이 의대생임에도 불구하고 선배들은 '사람은 누구나 허리가 아플 수 있다!'는 무책임한 태도로 일관할 뿐이었다.

물론 아직 학생 신분이었던 터라 의학적인 지식이나 진단 능력이 충분치 않을 때이긴 했다. 그러나 당시 나는 선배들의 능력 이전에 타인의 육체적 고통을 대하는 그들의 태도나 자세가 너무 실망스러웠다. 그것은 너무 무관심한 태도로 보였다.

앞으로 의대를 졸업하고 환자를 봐야 할 사람들임에도 불구하고, 타인이 느끼는 실제적인 아픔에 대한 관심이 별로 없는 것 같다는 생각은 꽤나 충격적으로 받아들여졌다.

의대 선배들로부터 별 도움을 받지 못한 나는 대학병원 교수님을 찾아가서 정식으로 진단을 받고 MRI를 찍어보기도 했다. 그런데 당시의 담당 교수님은 '허리 디스크가 수술할 정도는 아니나 이미 나빠졌기 때문에 참고 살아야 한다.'는 다소 무성의한 말을 해주었을 뿐이었다.

정형외과 선생님한테 절망적인 의견을 듣고 보니 일단 기분이 너무 나빴고 좌절감마저 들었다. 하지만 그래도 포기하고 싶지는 않았다. 무엇보다 당시에는 앉아 있기도 힘든 상황이라 책도 서서 보았을 정도로 일상생활 자체가 힘든 상태였다. 어떻게든 허리의 고통에서 벗어나고 싶었던 나는 '수술이라도 받고 싶다'는 생각이 들었을 만큼 견디기 힘들었다.

서브인턴이 된 이유

정형외과 전문의로부터 '할 수 있는 치료가 없다'라고 진단까지 받은 상황에서 어떻게 내 몸을 치료할 수 있을지 난감하기만 했다.

이런 저런 고민 끝에 '정형외과가 아닌 재활의학과에 찾아가 보면 다른 차원의 치료법이 있지 않을까?'라는 생각을 하게 되었다. 재활의학과에 나의 대한 관심은 그렇게 불타오르기 시작했다. 아예 나중에 재활의학과를 전공해야겠다는 생각까지 들었다.

그래서 삼성서울병원 서브인턴에 지원하기도 했다. 서브인턴 이란 주로 방학 중인 의대생들에게 병원 측이 2주~4주 정도 임상 경험에 참여할 수 있는 기회를 제공하는 제도다. 이 기간 동안 의대생들은 각종 회의와 병동 및 중환자실 회진 및 수술실 참관을 할 수 있고, 실제 임상 현장을 체험하고 전공의들도 만날 수 있다. 의대생 입장에서는 해당 전공의 실체를 제대로 배울 수 있는 소중한 시간이다.

그런데 막상 2주 동안 재활의학과를 겪어 보니 나의 기대와는 많은 차이가 있었다. 한마디로 내가 생각했던 재활의학과가 전혀 아니었다. 환자들에게 다양한 운동요법을 가르쳐주고 부상당한 스포츠 선수들의 재활을 돕는 능동적이고 적극적인(Active) 모습을 상상했지만, 실제 재활의학과의 현실은 달랐다.

내가 잠시 접해본 현실의 재활의학과는 뇌졸중 환자나, 이미 몸에 마비가 와서 지팡이를 짚고 다니는 사람들을 주로 치료하고 접하는 과였다. 기대와 달리 왠지 소극적(Passive) 전공이라는 느낌이 들었다. 나처럼 운동을 좋아하고, 어떤 생활습관을 통해 일상의 고통을 미리 예방할 수 있을지 고민하는 분야는 아니라는 느낌이 강하게 들었다. 주소를 잘못 찾은 듯한 기분이 들었다.

척추관이분증

예비 의사였음에도 불구하고, 나는 나 자신의 통증을 제대로 치료하지 못한 채 여러 해를 시달렸다. 내가 나의 허리에 대해 스스로 척추관이분증[2]이라는 진단을 갖게 된 것은 거의 전문의 과정을 마치고 났을 때 쯤이었다. 여러 가지를 종합해 본 결과 내 허리통증의 원인은 아무래도 척추관이분증인 것 같았다.

척추관이분증은 우리나라 인구 중 10%~30%의 유병률을 가진 흔한 질병에 속한다. 주로 유전적인 원인으로 발생하는데 방치할 경우 대사 문제를 일으켜서 혈압, 당뇨, 고지혈증, 통풍, 신경통은 물론 암의 원인이 되기도 한다. 이중에서 갑상선, 유방, 대장암의 경우 미리 대처를 하면 조기에 해결할 수 있지만 많은 의사들이 이 부분을

---

2 척추관이분증 : 선천적인 결함으로 척추신경이 지나가는 척추뼈의 연결 부위가 금이 가거나 끊어진 질환. 척추뼈가 갈라져서 따로 분리되는 바람에 척추뼈의 안정성에 문제가 생긴다.

놓치고, 해결 방법을 제시해 주지 않아 방치되는 질병이다.

지금도 네이버지식인에 들어가 보면 척추관이분증이 어떤 질환인지, 통증과 무슨 관계가 있는지 잘 모르는 정형외과, 신경외과 의사들이 대부분이다. 아예 처음부터 '허리통증'과 '대사'가 어떤 관계에 있는지 대해서는 관심조차 없는 것이 현실이다. 양자의 관련성을 설명하면, 다른 의사들에게 도리어 공격을 받기도 한다. 그럴 때마다 의학계에 공부를 하지 않는 사람들이 많은 것 같아 쏨쏠한 느낌을 지울 수 없다.

02
"그럼 정형외과야!"

의대를 졸업하고 의사 국가고시에 합격하면 징식으로 의사가 된다. 이때의 의사를 '일반의'라고 한다. 하지만 의사공부는 대개 여기서 끝나지 않는다. 이후 인턴 1년, 레지던트 4년, 펠로우 1년까지 보통 6년 정도를 추가로 더 수련 받는 경우가 많다.

인턴(Intern)은 의사시험 합격생 중에 실제 병원에서 근무하며 실력을 키워가는 '1년차 수련의'를 말한다. 인턴은 전공과목을 정하지 않은 채, 병원의 모든 부문을 돌아다닌다.

그렇게 1년이 지나면 수련의(인턴) 딱지를 떼고, 다시 4년간의 전공의(Resident) 과정이 시작된다. 레지던트 때부터는 다시 카운팅을 시작해서 1~4년차로 등급을 나눠 부른다.[3] 인턴과 달리 레지던트 때는 향후 자신이 취득할 전문의 자격을 얻기 위해 특정 전공과목을 정해 놓고 해당 분야에 집중한다.[4]

이 레지던트 과정을 마치고 전문의시험에 합격하면 해당 전공과목의 전문의 자격을 취득한다. 나 역시 인턴을 마치고 레지던트 과정에 들어서면서 어떤 전공을 선택할 것인가? 결정해야 할 순간이 다가왔다.

내가 의대를 다닐 때만 해도 '내외산소'라 하여 내과, 외과, 산부인과, 소아과를 메이저 전공으로 분류하고 그 외의 신경과, 신경외과, 성형외과, 정형외과 등은 마이너로 간주하는 분위기가 있었다.[5]
하지만 나는 이런 메이저, 마이너 구분에는 크게 신경을 쓰지 않았고 본과 3학년 무렵부터 '정형외과'를 마음속 전공으로 정해 두고

---

3 예외적으로 가정의학과와 내과는 3년의 레지던트 과정을 거친다. 가정의학과는 본래 3년이었고, 내과는 인기가 없고, 힘들다는 이유로 인해 수련체계를 3년으로 개편해 주었다.

4 인턴과 레지던트 과정을 모두 마치고 〈전문의〉가 되어야 진짜 의사라고 오해하는 경우가 있다. 하지만 의대 졸업 후 의사시험에 합격해서 일반의가 되면 대부분의 의료행위가 가능하다. 즉 비뇨기과 전문의가 감기약을 처방해도 상관없다. 다만 〈전문의〉가 되면, 병원 간판에 '과목'표시가 가능해진다. 〈피부과 전문의〉, 〈성형외과 전문의〉 등의 명칭을 쓸 수 있다. 전문의가 아니면 그냥 'ㅇㅇ 의원'으로 표기해야 한다.

5 최근에는 이른바 '정재영'(정신과, 재활의학과, 영상의학과) 혹은 '피안성정'(피부과, 안과, 성형외과, 정형외과)을 잘나가는 인기전공으로 분류하기도 한다.

있었다.

정형외과를 선택하는 과정에서 가장 결정적으로 작용했던 것은 교수님의 조언이었다. 본과 3학년 때, 전공선택과 관련해 교수님께 진지한 질문을 드렸다.

"선생님, 저는 스포츠 손상에도 관심이 많고, 재활운동을 통해서 환자의 완쾌를 추구하는, 뭔가 액티브한 의료 분야를 개척하고 싶습니다. 어떤 전공을 선택하는 게 좋을까요?"

그랬더니 교수님께서 단박에 "그럼 정형외과야!"라고 하셨다. 그 때부터 정형외과에 대한 관심이 시작되었다. 당시 교수님이 매우 강한 확신을 갖고 조언을 주셔서 나 역시 정확하게 믿었다. 결국 나는 정형외과를 선택하기 위해서 서울로 올라 왔다.

하지만, 앞서 말했듯이 정형외과 전문의가 되려면 일단 '정형외과 레지던트 과정'에 들어가야 했다. 그런데 이 과정이 쉽지 않다. 레지던트는 인턴과정 중에 지원자를 가려 선정하는데 이 과정에서 인기가 높은 전공은 경쟁이 치열하다. 인턴 성적은 물론 면접시험 성적, 전공의 시험 성적까지 포함하여 점수를 매기고 심지어는 대학시절 학점까지 보기도 한다.

정형외과는 인기가 높은 전공이었다. 남자 의대생들은 누구나 한 번쯤 정형외과를 꿈꾼다는 말이 있을 정도였다. 당시 내가 인턴 근무를 하던 병원 내부적으로도 정형외과 전공의 경쟁이 치열했다. 정형외과 전공의 TO는 단 두 자리였는데 2명을 뽑는 정형외과 레지던트에 10명이나 지원했다.

물론 그 상황이 끝까지 가는 것은 아니었다. 인턴에서 레지던트로 올라가는 과정은 어차피 같은 병원 안에서 이루어지는 경쟁이라 선배 의사들이 친한 후배들을 다른 전공으로 빼가기도 하고, 다양한 방식으로 지원비율을 조정하기도 한다. 하지만 끝까지 자기가 하고 싶은 전공을 고집하는 경우, 결국 시험을 보는 수밖에 없다. 그렇게 해서 정리된 최종 경쟁률은 4대 2였다.

그런데 나는 한 가지 큰 약점이 있었다. 나이였다. 처음부터 의대를 다닌 게 아니라 컴퓨터공학과를 다니다가 중퇴해서 재수를 하는 등 여기저기 외도(?)를 하다 보니 뒤늦게 의대에 입학해서 나이가 많았다. 예나 지금이나 '나이 많은 사람'은 직장에서 잘 안 뽑는다.

그 때문에 다른 과에서 제안이 오기도 했다. 신경과, 신경외과 등에서 "너만 오겠다고 하면, 다른 지원자 안 받고 너를 받겠다!" 그렇게 말씀해주시는 교수님들도 있었다. 그래서 고민을 많이 했다. 하지만 정형외과를 포기하고 싶지 않았다. 마침 당시 친한 선배 두 명이 날 밀어주겠다고 자청했다.

"한번 해봐! 네가 정형외과 지원하면 우리가 도와줄게!"

나는 떨어질 각오를 하고 정형외과에 지원하기로 결심을 굳혔다. 선발 기준은 인턴 점수와 레지던트 시험 점수에 면접 점수 등을 합치는 방식이었다.

하지만 막상 시험을 치르고 면접을 본 후, 다음날 아침에 받은 연락은 '떨어졌다'는 통보였다. 기분이 뭐라 말할 수 없이 착잡했다. 모든 의욕이 사라지고 갑자기 아무 일도 할 수 없었다.

불합격 통보를 받았을 때, 몇 살 어린 인턴 동료 1명과 중환자실 회진을 돌고 있었는데 마음이 상한 나머지 "나 떨어진 것 같아! 미안한데 네가 형 대신 일 좀 해줘!"라는 말을 던지고 회진을 포기해버렸다.

그렇지 않아도 빡빡하던 병원 생활에 정신적, 육체적 피곤이 한번에 몰려왔다. 의지가 방전된 나는 의사 가운을 벗고 밖에 나가서 술을 한잔 마시고는 잠을 자버렸다.

그런데 저녁 시간쯤, 갑자기 연락이 왔다. 불합격 통보를 해준 교수님이 아닌 다른 교수님한테 온 전화였다. 전화기 너머로 들려온 목소리는 약간 흥분한 듯 톤이 높았다.

"너 어디야?"

"네, 교수님. 저 불합격 통보받고 기분이 안 좋아서 밖에 나가서 술 한 잔 하고 왔습니다."

"우씨~! 아니야! 너! 됐어!"

"아.. 뭐라고요??"

"너 안됐다기에 내가 올라가서 점수공개를 요구했어. 알고 보니 면접 점수를 하나도 안줬더라고. 너 실제론 전공의시험도 잘 봤고, 전체 점수도 네가 더 높아!"

면접점수를 최하점을 줬어도 내가 합격하는 상황이었지만, 면접 점수를 아예 주지 않는 바람에 내가 떨어졌다는 얘기였다. 이는 행정적, 법적으로도 문제가 될 수 있는 상황이었다. 내부자가 아니라면 알 수 없는 일이었지만, 다행히 모 교수님께서 점수 공개를 요청하는 바람에 문제를 바로잡을 수 있었다. (사람의 생명을 다루는 병원에서조차 불공정한 일들이 많다는 사실을 다시금 절감하기도 했지만) 어쨌든 결과는 뒤집어졌다.

그렇게 합격자 번복 소식을 듣게 되자 갑자기 사라졌던 의욕들이 솟구치면서 희망이 샘솟는 느낌이 들었다. 나로선 몇 년 동안 갈망하던 '정형외과'의 꿈에 한걸음 다가서는 순간이었다.

정형외과 [orthopedics]에 대하여

정형외과 (整形外科 orthopedics)에 대해 〈미국 정형외과학회〉
에서 1960년에 내린 정의는 "팔과 다리, 척추 및 부속기관의 형
태와 기능을 내과적, 외과적, 물리학적으로 바로잡는 (즉 회복하
는) 의학의 분과"다.

이런 정의에 비추어볼 때 정형외과의 주된 취급대상은 뼈, 관절,
근육 등 근골격계라고 할 수 있다. 정형외과는 팔과 다리 및 척추
를 구성하는 모든 해부학적인 구조에 대해 진료한다.
정형외과의 영문 명칭인 orthopedics에서 앞부분 orthos는 그
리스어로 '바로 잡는다'는 뜻이다.

03
슬기롭지 않은 레지던트 생활

우여곡절 끝에 정형외과 레지던트에 겨우 합격했지만, 레지던트 1년차, 2년차, 3년차, 4년차를 보내면서 여러 가지 문제의식이 들기 시작했다. 기를 쓰고 들어간 정형외과는 막상 들어갔더니 뭔가 실망스런 구석이 많아 보였다.

레지던트를 하게 되면 나는 뭔가 이론이 결부된 고급 의학을 배울 것이라는 막연한 기대를 하고 있었다. 그러나 막상 레지던트 생활을 시작하고 보니 아카데믹한 느낌은 별로 없었다. 해부학 공부도 어떻게 해야 되는지 막막했다. 아무래도 그냥 하루 종일 수술만 하는 것 같았다.

동기나 선배들에게 실망한 부분도 많았다. 물론 다들 힘든 시절이긴 했지만, 레지던트들 중에 회진을 돌고 사라져버리는 동료들도 있었다. 나로서는 회진과 드레싱, 퇴원오더 등등 온갖 잡무를 다 마치고서 잠깐 쉬려고 내려갔다가, 그때까지 숙소에서 자고 있던 동기 레지던트를 발견했을 때는 정말 한숨이 나오기도 했다. 병원 업무란, 한 사람이 농땡이를 피우면 누군가 그 일을 메워줘야 한다. 내동료가 책임을 방기하면 간호사들이 그 일을 나에게 갖고 오고, 결국 나는 원래해야 할 일을 못한 채 퇴원 환자 소독을 해주기도 했다.

그런데 이런 모습들보다 더 실망스러운 것은 환자를 대하는 태도였다. 한번은 환자가 물었다.

"선생님, 저는 왜 계속 아플까요?"

그랬더니 옆에 있던 레지던트 동료가 너무 실망스러운 말을 던졌다.

"늙으니까 그래요."

"그럼 어떻게 해야 하지?"

"죽으면 되죠."

이런 대화를 듣기도 했다. 나는 옆에서 그 말을 들으면서 "저런 사람을 의사라고 할 수 있을까?" 그런 생각을 했다.

무엇보다 그 당시 나에게 닥쳤던 가장 큰 문제는 공교롭게도 '바로 윗 년차 선배'가 없다는 사실이었다. 이것은 큰 문제였다. 의료계는 1년차 선후배들끼리 도제식으로 서로 가르치고 배우는 문화가 있다. 마치 군대의 사수와 조수처럼, 1년차 직속 선배가 신참인 나의 곁에 바짝 붙어서 기본적인 것들을 가르쳐 줘야했던 것인데 바로 그 사람이 없는 상황이었다.

배워야 할 것은 많은데 윗 년차 한 명이 없으니까 가장 필수적인 것조차 아무도 안 가르쳐주는 일이 계속 발생했다. 그렇게 전혀 준비가 되지 않은 상태로 응급실에 배치되어 환자를 받기 시작했다. 당시 나는 응급실에서 환자를 받으며 한마디로 내동댕이쳐진 느낌이 들었다.

응급실 첫날의 기억이 아직 생생하다. 시기는 2월 중순이라 인턴에서 레지던트 1년차로 신분이 막 바뀌었던 그 날이었다. 실무 경험이 거의 없는 완전 초짜배기 의사인 내가 긴급한 응급실 현장에서 뭔가를 처리하기엔 너무 막막한 상황이었다.

때마침 응급실에 환자가 들어와서 통증을 호소하는데, 이런 저런 진찰을 해봐도 도저히 어디가 왜 아픈 건지 알 수가 없었다. 결국 3년차 선배에게 전화를 했다.

"선생님. 환자가 아파서 왔는데 어떻게 할까요?"
"뭐가 보여?"
"잘 모르겠습니다."
"너도 모르면 나도 몰라. 뭐 보이는 거 없어?"

"선생님! 오늘 제가 첫날인데 뭐라도 알려주셔야죠!"

그랬더니 선배는 "어! 네가 보이는 게 없으면 나도 없는 거야. 보내!!"라며 전화를 뚝 끊어 버렸다.

나는 황당했다. 무엇보다 고통을 호소하는 환자에게 내가 의사로서 아무 도움을 줄 수 없다는 사실에 스스로 창피하기까지 했다. 문제는 이런 상황이 하루 이틀로 끝나지 않았다는 것이다.

본래 시스템 상으로는 경험 없는 1년차를 2년차가 봐줘야 했지만, 나를 돌봐 줄 2년차가 없기 때문에 3년차가 백을 봐줬다. 다만 그 3년차 선배도 애당초 본인의 업무가 아니라고 생각해서 잘 응대해주지 않았던 것이다.

레지던트 1년차 시절, 나는 이런 상황을 수도 없이 겪게 된다. 나중에 교수님들한테 "너는 이런 걸 윗 년차한테 안 배웠냐?" 라는 얘기도 많이 들었다.

결국 레지던트 1년차 중반부터 '선배들에게 더 이상 도움을 청하지 않겠다.'는 결심을 했다. 대신 책을 열심히 찾아보면서 내가 늘 하던 대로 글자를 통해 노하우를 쌓아갔다.

그 시절 제일 열심히 본 것은 해부학 책이었다. 특히 수술 전후에 해부학 책을 보며 공부를 하는 경우가 많았는데 그 때문에 나는 병원에서 선배들이나 타과 전공의들, 마취과 선생님들로부터 괴짜 취급을 받았다. 함께 일하는 의료진들은 "책 들고 다니며 공부하는 레지던트는 처음 봤다."는 말을 했다.

심지어는 수술도 책으로 먼저 공부를 하고 나중에 교수님이 직접 하는 것을 보며 따라 배우곤 했다. 원래는 1년차 선배에게 도제식으로 각종 술기를 이전 받고 배워야 했지만 전혀 이런 과정을 거치지 못했던 것이다.

윗 연차가 없으니까 수술실에서도 내가 곧바로 퍼스트를 서는 일이 빚어지기도 했다. 수술실에는 보통 집도의, 퍼스트 어시스트, 세컨드 어시스트, 써드 어시스트, 마취과 의사 등이 들어간다.

여기서 퍼스트 어시스트는 보통 4년차 레지던트가 맡는데 4년차가 없을 때는 다음 고참인 3년차, 2년차 등이 맡는다. (레지던트 1년차 때는 병동 및 외래를 담당하기 때문에 수술실에는 2년차 때부터 들어간다.)

그런데 내가 초짜배기 2년차 시절, 4년차 선배가 갑자기 수술실에 안 들어오는 일이 벌어졌다. 그리고 하필 그 상황에서 3년차 선배가 수술방에서 쫓겨나는 일이 발생했다.

수술실은 사람의 목숨이 왔다 갔다 하는 매우 위중한 공간이라 모든 사람이 극도로 신경이 곤두서 있는 곳이다. 그래서 집도하시는 교수님 심기를 조금만 건드려도 당장 불호령이 떨어진다. 만약 레지던트가 뭔가를 잘못해서 집도의가 "너 나가!"하면 아무 말 없이 당장 나가야 한다. (더구나 당시는 수술 못하면 교수님한테 발길질로 채이던 시절이었다.)

그때 나를 항상 봐주던 3년차 선배가 하필 그 교수님한테 스트레스를 주는 바람에 수술실에서 쫓겨났던 것이다. 3년차 선배를 쫓아낸 교수님이 갑자기 나를 보더니 큰소리로 물었다.

"넌 누구야?"

"2년차 입니다."

"아~씨! 4년차 어디 갔어!?"

"시험 공부하러 갔습니다!"

"그럼 3년차는 어디 갔어?"

"방금 쫓겨났습니다."

(나를 지목하며)

"그럼 넌 누구야?"

"2년차인데요."

(옆의 인턴을 가리키며)

"쟤는 누구야?"

"인턴입니다."

(나를 가리키며)

"어쩔 수 없네, 니가 퍼스트 해!"

그렇게 레지던트 2년차부터 수술실 퍼스트를 서기 시작했다. 사실 그 교수님은 수술실에서 너무나 까다로운 분으로 정평이 나 있었고, 그 때문에 레지던트들이 되도록이면 피하고 싶어 하는 분이었다. 그래서 4년차 선배는 '공부하러 간다.'는 핑계로 수술실에 들어오지 않았고, 나는 이러 저런 이유로 선배들이 모두 앞을 비워주는 바람에 레지던트 2년차부터 수술실 퍼스트를 섰다. 그 바람에 가뜩이나 힘들었던 레지던트 생활은 더 힘들어졌다.

하루는 24시간, 1주일은 168시간이다. 레지던트 시절 1주일에 140시간~150시간 이상 일을 했던 것 같다. 어느 날 내가 도대체 몇 시간 노동을 하는지 궁금해서 통계를 내봤더니 하루에 2시간씩 자면서 병원에서 거의 모든 숙식을 해결한 걸로 계산이 나오기도 했다.

사실 나는 워커홀릭 기질이 있어서 일에 집중하다 보면 정신을 못 차리는 경우가 종종 있다. 어떤 경우에는 내가 오프(비번)인 것도 모르고 있다가 간호사들이 "선생님 오늘 오프 아니세요?"라고 이야기를 해준 뒤에야, 비로소 "아차!" 하고 쉬러 들어간 경우도 있었다.

수술에 자신감이 붙은 이유

레지던트 2년차부터 수술실 퍼스트를 서기 시작했더니, 나중에는 아예 교수님들이 나에게 수술을 맡겨 주시기도 했다.

그 때문에 2년차~3년차 동안, 내가 혼자 한 수술이 거의 1,000개 가까이에 이르렀다. 손목 수술만 2년차 때 300~400개, 3년차 때 300~400개를 했다. 고관절 수술도 교수님들이 거의 다 내게 맡겨 주셔서 1년에 100개 이상을 해내기도 했다. 교수님들은 바로 내 앞에서 내가 수술하는 모습을 감독하면서 봐주시는 경우도 있었다. 그때마다 말없는 신뢰가 느껴졌다. 레지던트 4년차가 되자 교수님들이 더 이상 수술실에 들어오지 않아도 된다고 얘기를 해주셨다.

"너, 수술 할만큼 했잖아. 충분해!"

그러다 보니 수술에 대해서 완전히 자신감이 붙기 시작했다. 혹독한 레지던트 시절을 거치며 스스로 터득한 의도치 않은 성과였다. 수술에 자신감이 들자, '나중에 레지던트를 마치면 관절경 수술로 특화된 병원을 해야겠다.'는 꿈을 꾸기도 했다. 그렇게 전문의 시험을 준비하기 시작했다.

04
어라? 녹내장이 있네!

전문의 시험을 준비하면서부터 한 가지 문제가 나타났다. 공부를 하면 할수록 계속 눈이 아팠던 것이다. 우리 집 가족력에는 원래 '녹내장'이 있었다. 그 때문에 본과 3학년 때부터 녹내장이 걱정된 나머지 안과 선생님을 찾아가 진찰을 받기도 했다. 당시 검사에서는 이상소견이 없다는 판정을 받았다.

그러다가 레지던트 시절 다시 안과진료를 받아 보았다. 내가 찾아간 안과 선생님은 그 병원에서 녹내장 분야를 전담하고 계셨는데 녹내장에 관한한 최고 전문가였다.

나는 안과를 찾아간 김에 녹내장 진단 외에 라식을 할 수 있는지도 물어보고 싶었다. 수술할 때 안경이 불편했기 때문이었다.

"선생님. 제가 가족력으로 녹내장이 있습니다. 녹내장이 있는지 한번 봐주시고, 혹시 라식 수술도 할 수 있는지도 궁금합니다."

그분이 내 눈을 진찰하시더니 이렇게 말해주었다.

"녹내장은 아니야. 괜찮아. 근데 라식은 힘들 것 같아. 나중에 봅시다."
"네. 알겠습니다."

그렇게 녹내장은 아니라는 선생님의 말을 믿고 계속 전문의 시험 공부에 매진했다. 하지만, 공부를 하다 보니 계속해서 시력이 뚝뚝 떨어지는 느낌이 들었다.

당시 하루에 10시간씩 공부를 했던 것 같다. 레지던트 시절, 수술은 많이 했지만, 이론적인 기초를 닦지 못했다는 생각에 더욱 공부를 했다. 한번 파기 시작하면 깊게 파는 성격이 이때도 발동이 걸렸다. 덕분에 공부를 많이 했다.

책을 파고들다 보니 수술 중에 내가 잘못 생각했던 것들도 이론적으로 피드백을 받는 것 같아 굉장히 재밌는 공부를 할 수 있었다. 정형외과 책을 두세 번 보고, 척추외과 책들도 다 봤다. 정형외과 학회에 나오는 학회들을 한 번씩 찾아다니며 워크샵도 들었다.

그렇게 이론적 소양이 쌓이다 보니 앞으로 수술을 어떤 방향으로 하면 되겠다는 어젠다를 잡을 수 있었다. '레지던트를 마치면 관절경 수술, 현미경 수술 쪽으로 집중해서 잘해봐야겠다.'는 생각도 했다. 정형외과로서는 당시 관절경 분야가 각광받고 인기가 많았기 때문에 의사로서는 청운의 꿈을 꿀 수 있는 분야였다.

하지만 아무래도 시력이 계속 문제가 되는 느낌이 들었다. 결국 6개월 쯤 지난 시점에 안과 선생님을 다시 찾아가 다시 한 번 녹내장 검사를 받았다. 그런데 진찰 결과가 충격이었다.

"어, 왜 이러지? 녹내장이 있네! 윤선생 혹시 군대 갔다 왔나?"

나는 좌절했다. 안과 선생님에 대한 원망마저 느꼈다. 애당초 녹내장이 있는 것 같아서 찾아갔었는데 그때는 녹내장이 없으니 걱정 말라고 했다가, 6개월 만에 진단이 바뀐 거였다.

군대, 들어갔다 나오다

그 시점은 군대를 아직 다녀오지 않은 상태였다. 의대생 중에 군의관으로 입대하는 경우 대구에 있는 중앙신체검사소로 가야 했지만, 내가 녹내장 확진을 받은 시점엔 이미 접수 기간이 끝난 상태였다.

더구나 녹내장은 병역면제에 해당하는 질병이라 녹내장이 확인된 이상, 군 면제 신청을 해야 했다. 의대생이 질병 등의 이유로 병역면제 판정을 받기란 낙타가 바늘구멍 통과하기처럼 매우 어렵다. 특히 레지턴트가 군대를 면제 받기는 더 힘들다. 진짜 눈에 띄는 불구나 장애가 있지 않고서는 면제가 불가능하다고 할 만큼 병무청에서 매우 까다롭게 심사를 하기 때문이다.

병무청의 우려는 십분 이해가 되는 대목이다. 어차피 병역면제를 신청한 쪽도 의사고, 이를 심사하는 쪽도 의사인 상황에서, 병역을 피해 가려는 의도가 있는 의사라면 자신의 전문지식을 최대한 활용하려 할 것이기 때문이다.

이 때문에 병역비리를 차단하기 위한 세부 규정이 무척 까다롭게 되어 있다. 심지어는 자기가 근무하는 의료기관에서 받은 진단서류는 모두 인정받지 못하도록 되어 있다. 같은 동료들끼리 서로 봐주는 상황을 미연에 막기 위한 조치다.

녹내장 진단을 받기는 했지만, 이런 이유들로 연고가 없는 제3의 기관에서 새로 진단을 받는 수밖에 없었다. 결국 서울대 보라매 병원에서 세 번이나 다시 진료를 받고 최종 녹내장 판정이 기록된 서류를 만들어서 충북 괴산에 있는 〈육군학생군사학교〉에 일단 입소했다. 입소에 응하긴 했지만, 내심 '녹내장 때문에 다시 퇴소 조치

받을 수밖에 없을 것'이라는 생각으로 아예 머리도 깎지 않은 채 입소했다. 하지만 나를 본 훈련소장이 노발대발하며 "입소한 이상 무조건 머리를 깎아야 한다!"고 소리를 질러서 곧바로 머리를 밀었다.

당시 나는 무리한 공부와 레지던트 업무로 인해 몸의 여러 곳이 매우 안 좋은 상태였다. 입대 전, 어깨 MRI를 찍어 본 결과 전신관절이완증이 있었다. 양측 관절에 불안정성이 있어서 어깨가 90도 이상 올라가지 않았다. 통증이 심할 때는 거의 어깨를 움직이기 힘들어 양쪽 어깨에 조영제를 넣고 MRI를 찍는, MRA검사를 받아보니 관절막이 정상보다 늘어난 상태였다.

발목도 문제가 있었다. 전부터 축구, 탁구 등의 운동을 좋아해서 자주 다쳤던 병력이 있고, 발목을 움직일 때 덜그럭 거리는 소리가 자주 들릴 정도였다. X-ray를 체크해 보니 만성발목 불안정성(chronic ankle instability) 진단이 나오기도 했다.

이런 이유들로 나는 전신관절이완증(generalized laxity) 진단을 받은 상태였다. 이렇게 녹내장 진단서, 어깨 MRI 사진 등 서류를 잔뜩 들고 들어갔다.

얼핏 보기에도 내 상태가 좋지 않자, 담당자들이 '약 먹고 오라.'며 의무실에 보내주기도 했다. 의무실 군의관이 나에게 물었다.

"선생님, 무슨 과에요?"

"네, 정형외과인데요!"

"아, 네. 저는 흉부외과인데 선생님이 알아서 약 처방해서 갖고 가세요!"

이런 식이었다.

훈련소에서는 전체적으로 나를 대하는 시선이 곱지 않았다. 머리도 안 자른 데다 나이는 많고, 서류는 덕지덕지 들고 와서 팔도 제대로 못 올리는 입소자였으니 군 관계자들 중에 장교건 하사관이건 아무도 내심 반겨 줄 사람이 없었다.

다음 날, 본격적인 신체검사가 진행되었다. 준비한 서류를 보여줬더니 그때부터 두 번, 세 번씩 반복적인 검사가 이어졌다. 시야 검사, OCT(optical coherence tomography)가 여러 번 계속되었고 검사 후에도 결과를 절대 알려주지 않았다. 그렇게 검사를 마친 뒤에도 최종 판정이 나오기까지 또 며칠이 걸렸다.

군사학교에서 먼저 1차적으로 서류를 보고, 대전병원으로 다시 검사를 받으러 갔다. 당시 녹내장으로 군대 면제를 받은 사람이 나를 포함해 3명이었다. 생각보다 흔한 질병이고, 나 같은 개방각 녹내장은 수술이 되지 않기에 평생 관리를 해줘야 했다. 첫째 날, 둘째 날이 지나고 셋째 날이 되어서야 최종 판결이 나왔다.

"이 사람은 녹내장이 강력하게 의심된다."

그 진단의 내용에 따라 나는 결국 신병교육대에서 퇴소를 하게 됐다. 퇴소가 확정되자, 방금 전까지 나를 못 잡아먹어서 안달인 듯하던 소장이 갑자기 존댓말을 했다.

"제 입장이라는 게 있지 않습니까? 일부러 억하심정이 있어서 모질게 대해 드린 게 아니니까 이해해 주십시오."

나는 그 말을 이해할 수 있었다.
"괜찮습니다. 이해합니다."

그렇게 나의 짧은 군 입대가 마무리되었다.

05
펠로우 시절

인턴을 끝내고 레지던트까지 마치면 전문의가 된다. 그런데 그게 끝이 아니다. 전문의 다음 단계가 또 있다. 흔히 펠로우(Fellow)라 부르는 전임의(專任醫) 과정이 그것이다. 펠로우 과정은 전문의 취득 후 1~2년 정도 더 세부적인 분과를 정해서 병원 실습을 도는 제도이다. 펠로우는 레지던트처럼 가혹한 수련을 받지는 않지만, 실제 의료 현장에서 선배들로부터 뭔가를 배우며 일을 하는 상황은 비슷하다. 이때 전공 분야 안에서 보다 세부적인 자기 영역을 추구하기도 한다.

관절경(關節鏡)[6] 수술에 관심이 많았던 나는 일단 '어깨' 쪽 펠로우

---

6 관절경(arthroscope)은 무릎관절에 꽂아 넣는 일종의 내시경이다. 작은 관처럼 생긴 도구로 전기조명과 반사경을 활용해 관절내부를 진단, 촬영하고 치료도 할 수 있다.

로 들어갔다. 일단 어깨 관련 기법들을 배우다가 나중에 무릎 쪽 펠로우로 넘어갈 심산이었다. 관절경은 의학의 다른 영역에서 먼저 이용되던 기술이었는데 정형외과에서는 주로 무릎에 이용되었다. 어깨 쪽 관절경 수술은 역사가 오래되지 않아 계속 술기가 발전하고 있는 중이었다.

그런데 펠로우 수련 중에 한 가지 큰 문제점이 느껴졌다. 관절경 수술을 몇 번만 해도 눈물이 계속 나면서 눈이 너무 아팠다. 군대를 들어갔다가 다시 나오게 만든 녹내장 때문이었다. 수술 때마다 눈이 빠지는 듯이 불편감이 지속되는 상황에서 고민이 많아졌다. '이런 상황에서 과연 수술을 잘 할 수 있는지?' 의문이 들기 시작한 것이다.

그때 〈한국근골격계초음파 연구회〉라는 단체를 알게 되었다. 이 단체는 근골격계 질환에 대한 보존적치료[7] 기법들을 개원의가 개원의에게 전달하는 것을 모토로 하는 학회였는데 마침 그 곳에서 강사를 모집한다고 해 지원을 했다. 그것이 내 강사 생활의 시작이었다.

〈한국근골격계초음파 연구회〉는 나를 비수술 치료의 세계로 인도한 터닝 포인트이기도 했다. 레지던트 시절, 내가 본 대학병원 정형

---

7 보존적 치료(Conservative Treatment)란 질병을 수술하지 않고 증상을 치료하면서 완치를 기대하는 치료를 말한다.

외과의 모습은 '어떻게 하면 수술을 잘할 수 있는가?'라는 문제의 식에만 몰두할 뿐, '어떻게 하면 수술 없이 환자를 치유할 수 있는 지?'에 대한 고민은 많지 않아 보였다.

이런 분위기에서 정형외과 레지던트가 공식적으로 프롤로를 배울 수 없었고 결국 레지던트를 마치고 펠로우가 된 뒤에야, 본격적으로 비수술 부문에 관심을 갖게 되었다. 아르바이트를 하면서 본격적으로 '초음파'와 '프롤로테라피'를 시작한 것이다.

짧았던 페이닥터 시절

펠로우를 시작할 무렵, 나는 결혼을 해서 이미 아내와 아이까지 있던 터라 돈이 아쉬운 때였다. 하지만 유급 펠로우는 이미 TO가 없어 무급 펠로우에 지원했고, 돈은 따로 벌어야 했다. 그 때문에 한 선배님이 원장으로 계신 병원에서 페이닥터 생활을 시작했다. 나보다 거의 20년 선배였던 그 분은 정형외과 수술만 하는 분이었는데 나에게 비수술 분야를 개척해 달라고 주문했다.

"용현아, 요즘 비수술적 치료가 유행이라는데 네가 와서 우리 병원을 좀 키워주라!"

당시는 수술이 크게 줄어드는 추세였다. (척추 수술의 경우 2,000 년 초반에 비해 지금은 90~95%가 줄었다 해도 과언이 아닐 정도 다. 수술을 하더라도 범위를 최소화하는 최소침습[8] 수술을 한다.)

나는 '비수술 분야를 키워보라.'는 선배의 요청을 받고 페이닥터 생활을 시작했다. 수술을 전문으로 하던 병원이 비수술 영역을 개척 하는 것은 쉽지 않다. 장비, 공간, 인원의 활용이 전혀 다르고 기존 병원은 새로운 시설의 재투자가 쉽지 않기 때문이다.

하지만 나는 선배의 병원에서 초음파 치료, 충격파 치료, 프롤로 테라피 등을 병행했고, 그 바람에 매출이 많이 올랐다. 선배는 처음 에는 그 상황을 좋게 이해해 주셨다. 그분은 "굶어 죽느니, 차라리 맞아 죽자!"면서 나를 독려해주시기도 했다.

그런데 어느 날 상황이 급변했다.

"용현아. 이러다 세무조사가 나올 것 같아. 매출을 그만 올려야겠 다!"

하루 평균 매출 200만원 나오던 병원에서 갑자기 매출 700만 원

---

8   침습侵襲: 주사처럼 피부를 관통하거나 신체의 구멍을 통과하는 일을 침습으로 통칭한다. 최소침습은 이를 최소화한다는 뜻이며 비침습(非侵襲)은 침습이 전혀 없음을 뜻한다. 예를 들면 초음파 검사 같이 신체에 상처를 내지 않는 검사를 비침습적 검사라고 한다.

을 넘기게 되자 아무래도 세무당국이 뭔가를 의심하고 세무조사를 할 지도 모르겠다는 노파심에 나온 얘기였다.

우리나라의 개인 병원은 세무조사를 단골로 받는 업종의 하나다. 매출이 오르고 잘되는 병원은 세무조사가 3~5년마다 한 번씩 나온다는 이야기가 있을 정도다. 이 때문에 업력이 오래된 병원의 경우, 의도치 않게 갑자기 매출이 오르면 스스로 조심하는 경향이 있다.

병원을 경영해야 하는 병원장 입장에서는 어찌 보면 당연한 걱정일 수도 있지만, 그 말을 들은 나는 갑자기 힘이 쫙 빠졌다. 개인적으로는 나에게 너무나 잘 대해 주신 선배님이었다.

하지만 그 당시엔 내가 하고 싶은 게 너무 많았다. 비수술적 치료에 대해서 좀 더 많이 배우고, 더 많은 임상 경력을 쌓고 싶었다. 병원 매출이 너무 올라간다는 이유로 치료를 자제하자는 것은 받아들이기 힘들었다. 결국 나는 페이닥터 생활을 청산하고, '개원' 하는 길을 택했다.

06
어쩔 수 없는 결단

한때 수술에 대해 자신감이 넘쳤던 내가 비수술 치료로 넘어 오게 된 결정적인 이유는 눈 때문이었다. 중·고등학교 시절부터, 공부할 때면 눈이 불편하고 두통이 있었다. 그때마다 시력 검사를 해보면 눈의 시력이 툭툭 떨어졌고 눈은 계속 나빠졌다. 그러다가 군입대 전에는 녹내장 진단을 받았던 것이다.

눈이 좋지 않은 상태로 관절경 수술을 하다 보니, 하루에 서 너 명만 수술을 해도 몸이 너무 힘들었다. 체력이 방전되어 아무 일을 할 수 없는 상태가 되곤 했다. 수술이 끝나면 '수술 기록지'를 쓰고 환자 회진을 돌아야 했는데 그 일조차 처리하지 못할 만큼 눈이 너무 아팠다.

무엇보다 환자를 진료하려면 최신 논문을 계속 보면서 끊임없이 공부를 해야 되는데 공부를 하다 보면 머리가 아팠다. 그 또한 원인은 녹내장이었다. 녹내장이 있으면 안압이 오르고, 안압이 오르면 두통이 온다.

나는 녹내장 중에서도 개방각 녹내장[9]을 갖고 있다. 개방각 녹내장에 대해서 현행하는 안과적 치료는 없다. 녹내장 전문가도 "해줄 게 없다."고 말씀하실 정도. 치료에는 더 이상의 악화를 막는 치료가 있고, 완전히 정상을 회복하는 치료가 있다. 현재의 녹내장 치료는 병의 진행을 잠시 막기만 할 뿐, 시력을 회복할 수는 없다. 지금은 안약으로 상태 악화를 막으며 버티는 수밖에 다른 도리가 없다.

시간이 갈수록 점점 눈이 버텨내지 못한다는 생각이 들었다. 2015년 경 '도저히 안 되겠다.'는 판단을 굳혔다. 그것은 '앞으로 수술은 못하겠다.'는 일종의 포기 선언이었다. 내가 생각한 대안은 비수술 치료였다. '수술 실력으로 이름을 날리는 의사의 길'은 포기했지만, 비수술 치료 분야에 전념하는 정형외과 의사가 되기로 결심한 것이다.

이 결정이 처음부터 쉬운 결정은 아니었다. 정형외과는 원래 수술을 많이 하는 전공이다. 그래서 정형외과 의사들은 비수술적 치료에

---

9 개방각 녹내장 : 시신경 손상으로 시력을 점점 잃어가는 질환이다. 개방각 녹내장은 시신경이 서서히 손상되는 만성 질환이라 초기엔 자각 증상이 없는 경우가 많고 조기진단이 쉽지 않다.

대해 선입견을 갖는 경우가 많다. 비수술치료에 집중한다고 하면 젊은 정형외과 의사들은 '저 의사가 수술에 자신이 없으니까 피한다!' '도망간다!'고 생각하기도 한다.

그러다보니 정형외과 의사들 사이에서는 수술 안 하는 의사들을 '정형내과'라고 부르기도 한다. 수술 잘하는 의사들 입장에서 수술과 거리를 둔 정형외과의사들을 다소 비하하는 뉘앙스의 말이다.

하지만 나는 그 정형내과의 길을 걷기로 결심했다. '비수술적 치료라는 길을 과연 가야 할지? 의대에서 제대로 배운 적도 없는 이 길을 내가 제대로 갈 수 있을지? 그게 아니라면 녹내장의 고통을 무릅쓰고 계속해서 수술하는 의사의 길로 가야 될지?' 고민이 많았다.

무엇보다 '나 수술 많이 해봤고 잘하는데!' 라는 자신감이 '이제 수술실을 떠나야 한다!'는 아쉬움으로 바뀌는 상황이 못내 참기 어려웠다. 그러나 어쩔 수 없는 결단을 내려야했다. 내 눈이 더 이상 버티기 어렵다는 사실이 온 몸으로 느껴졌으니까.

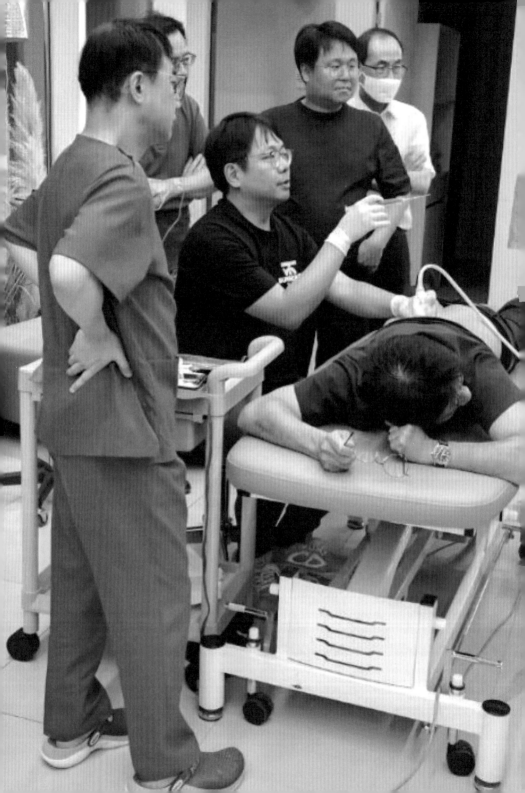

3부

보건대체의학의 세계로

01
세계충격파학회(ISMST)를 만나다

보완대체의학의 세계는 한마디로 신세계였다. 막상 발을 들여놓고 보니, 왠지 비과학적 일 수도 있을 것 같다는 기존의 선입견이 무너져 내렸다. 체외충격파와 도수치료 등 다양한 치료법들은 생각보다 흥미롭고 신선한 주제들이었고, 파면 팔수록 계속 새로운 인식의 지평이 열리는 듯했다.

하지만 한국의료계는 아직 보완대체의학에 대해 조심스러워 한다. 용기가 없는 것인지 아니면 가장 안전한 길을 택해야 한다는 보수적 심리 때문인지, 의대에서 배운 치료법과 매뉴얼에만 갇혀있을 뿐 교과서 밖에 존재하는 신세계에 대해서는 아직 무관심에 가깝다.

특히 우리나라는 한의학이 별도의 범주로 존재하기 때문에 전통의학의 매뉴얼 밖에 존재하는 새로운 치료법은 '한의학의 영역'으로 잘못 인식되기도 한다. 예를 들어 어떤 도수치료의 방법론을 새로 정립했다거나, 약초에서 신약을 개발했다거나, 혹은 허브(Herb) 차를 이용한 치료법을 정립했다고 했을 때, 우리나라에서는 한의학의 영역으로 간주되어 전통의학이 접근해서는 안 되는 것으로 인식되는 경우도 있다.

하지만 한의학과 보완대체의학은 분명 다른 범주임을 분명히할 필요가 있다. 과학적인 원리로 풀어낸 근육내자극치료[10]의 경우, 침술로 오인을 받기도 하지만 한방의 침술과 근본적 원리가 다르다. 한의학에서 침술과 병행할 수 없는 것으로 법원 판결이 나오기도 했다.

체외충격파 치료의 세계로

내가 처음 시작했던 보완대체의학은 '체외 충격파 치료'였다. 체외충격파 치료(ESWT, Extracorporeal Shock Wave Therapy)는 피겨 선수 김연아의 치료법으로 널리 알려진 치료법이다.

---

10 IMS intramuscular stimulation 라고 지칭된다. 플런저(Plunger)라는 바늘을 사용해서, 근육의 통증 유발점을 자극하면 근육이 이완되고 이후 과민해진 신경이 정상화 되는 효과가 있다. 이 때 바늘로 찌르는 모습만 보면 한의학의 침술이 연상 되지만, 침술은 아니다.

이 치료법의 역사는 제2차 세계대전까지 거슬러 올라간다. 2차 세계대전 중, 잠수함 근처에서 어뢰가 폭발했는데 잠수함 자체는 괜찮고 군인들만 문제가 생기는 일이 발생했다. 어뢰가 잠수함에 직접 충돌한 것이 아니라 잠수함의 옆에서 터졌기 때문에 함체와 내부의 기계들은 모두 멀쩡했는데, 이상하게도 그 안에 있던 군인들만 죽거나 혹은 원인을 알 수 없는 내상에 시달렸던 것이다.

과학자들은 이 사건을 심도 깊게 연구한 결과, 번개가 치거나 비행기가 음속을 돌파할 때와 같이 특정한 에너지가 강하게 방출될 때, 아주 날카로운 파동(wave)이 발생한다는 사실을 알게 되었다. 이것이 바로 '충격파'라 명명된 현상이었다.

이후, 좀 더 깊이 있는 연구를 통해 충격파를 생성하고 강도를 조절하는 기술이 발달되었고, 더 나아가 이를 의료에 활용하기 시작했다. 과학자들은 통증이 있는 부위에 체외에서 충격파를 가하면, 질환이 있는 부위의 혈류량이 증가하고 그 결과 염증을 호전시켜, 주변 생체조직이나 뼈(骨)가 빠르게 치료가 된다는 사실도 알아냈다.

충격파의 원리

체외충격파 치료는 비침습적 치료법으로 치료 부위에 충격파 에

너지를 이용하여 혈관을 재형성시키고, 재형성된 혈관을 통해 혈액을 공급하여 세포를 재생하도록 만드는 치료방법이다. 이때 활용되는 체외충격파는 기본적으로 일상생활에서도 겪을 수 있는 음파의 파동이다. (천둥소리나 폭발음 혹은 군중들의 박수갈채 등)

충격파와 함께 전달되는 에너지는 두 가지 방식으로 신체 각 부위의 세포 재생을 유도한다. 하나는 물리적인 자극과 에너지를 가해서 세포와 분자에 직접영향을 주는 것이고, 또 하나는 일종의 공기방울을 터트려 생화학적 영향을 미치는 것이다. 전자를 매카노트랜스덕션(Mechanotransduction)[11] 후자를 캐비테이션(cavitation)[12]이라 한다.

여기서 물리적 효과를 지칭하는 매카노트랜스덕션은 충격파가 조직을 통과하는 동안, 높은 압력 경사를 일으켜 세포 골격의 역학적 변형을 유도하는 현상이다.

---

11 메카노트랜스덕션(Mechanotransduction) : 외부의 물리적 자극을 받은 세포가 전기적, 화학적 활동을 일으키는 현상을 말한다. 세포에 가해진 물리적(mechano) 자극이 전기, 화학적 변화로 전환(transduction)된다는 뜻으로 붙여진 이름이다.

12 캐비테이션(cavitation) : 공동현상(空洞現象)이라 부른다. 액체 내에 증기 기포가 발생하는 현상을 의미한다. 물 분자의 상태변화에 따라 발생하는 현상으로 주로 선박의 프로펠러 등에서 발생한다. 이러한 기포발생으로 인해 거대 선박의 프로펠러가 손상되기도 한다.

이러한 현상은 인체 내부의 치유 기전을 지지하는 여러 가지 생화학적 과정들을 촉발시킨다.[13]

캐비테이션은 매카노트랜스덕션으로 지칭되는 충격파의 직접효과 외에, 추가로 발생하는 간접효과다. 일종의 공기방울이 터지면서 생성된 미세분출들(microjets)은 많은 양의 에너지와 침투력을 지니고 있는데 이 침투력으로 결석의 단단한 표면을 서서히 파괴할 수도 있고 작은 혈관벽도 관통할 수 있다.

오랫동안 현대 의학은 세포의 활동을 생화학적 반응으로만 인식해 왔다. 세포에 물리적 자극에 대한 수용기가 있고, 이를 통해 특정 활동이 촉발된다는 것이 밝혀진 것은 비교적 최근의 일이다. 체외충격파 치료는 이러한 원리에 입각한 치료 방법이다.

체외충격파의 발전

초기에는 체외충격파를 비뇨기과에서 요석을 파괴하는 용도로만 사용했지만 기술이 발달하면서 낮은 수준의 충격파를 쏘았을 때 골절된 뼈가 잘 붙는 등의 효과들을 발견하게 되었다. 이후 많은 논문

---

13 체외충격파의 원리는 10ns 이내의 매우 짧은 시간에 발생하는 높은 양압(positive pressure)과 인장파(tensile wave)로 구성된다. 양압이 직접적인 충격파의 효과를 보이고 인장파는 간접충격파로 불린다.

들이 충격파가 골 생성, 염증감소, 혈류 증가에 좋은 효과를 발휘한다는 결과를 발표한다. 이 과정을 거치며 1990년대부터, 특히 근골격계 영역에서 충격파 치료가 많이 시행되었고 나중에는 셀룰라이트와 비만치료에까지 도입되는 등 활용범위가 점점 넓어지고 있다.

기계와 장비 측면의 발전도 이어졌다. 체외충격파 치료의 초기에는 방 하나를 꽉 채울 정도의 큰 기계와 거대한 장비가 필요했지만, 최근에는 기계의 크기가 컴퓨터 본체 정도 사이즈로 소형화되면서도 기능은 오히려 좋아졌다. 이 덕분에 충격파 치료가 매우 넓은 분야에 적용되면서 다양한 치료가 이루어지고 있다.

충격파 치료는 비수술적 치료법 중에서 상당히 좋은 치료법이다. 하지만 체외충격파 치료의 효과를 높이려면 정확한 진단과 함께 적절한 장비를 사용해야 한다. 무엇보다 질병의 근본적인 원인을 해결하는 방향으로 치료 계획을 세워야 한다.

예를 들어 손목이 불안정해 생긴 염증과 통증일 경우, 손목을 보호한 후 추가로 충격파 치료를 해야 효과가 있다. 질병의 근본적인 원인 치료는 방치한 채, 충격파 치료만 진행하면 효과가 크지 않다.

충격파 치료는 대개의 경우 운동치료를 병행하는 것이 좋고 장비역시 부위에 따라 적절한 충격파 치료 장비를 사용해야 한다. 무엇보다 충격파 기술은 치료자의 시술능력에 따라 많은 차이가 있기 때문에 숙련된 의료진을 만나는 것이 중요하다.

7년 만에 처음 온 한국인

2016년 8월, 인천터미널 정형외과를 개원하기 전, 당시 말레이시아 쿠칭에서 개최되는 〈세계 체외충격파 치료학회, ISMST〉[14]에 참여했다. 세계충격파치료학회 ISMST는 이 학회의 출범으로 체외 충격파 치료의 획기적인 발전이 이루어졌다는 평가가 있을 정도로 충격파 분야에서는 권위를 인정받고 있는 학회이다.

개원준비로 바쁜 와중이었지만, 말레이시아까지 날아갔던 이유는 우리나라에서는 충격파에 대한 나의 궁금증과 질문들을 해결할 수 없기 때문이었다.

당시만 해도 우리나라에서는 충격파를 제대로 가르쳐 주는 곳이 별로 없었다. 그 때문에 무리를 해서라도 국제무대에서 이뤄지는 세미나에 꼭 참석하고 싶었다. ISMST 학회에 참가했을 때, "최근 7년 ~8년 동안 한국 사람이 온 적이 없다."는 말을 들었을 정도로 체외충격파 치료에 대해 한국 의학계는 무관심한 상황이었다.

ISMST 참석을 계기로 다양한 비수술 치료의 영역에 접근해보자는 결심을 하게 된 나는 나중에 정식으로 시험을 봐서 국제충격파학

---

14   ISMST(International Society for Musculoskeletal Shockwave Therapy) 1998년 출범한 〈세계충격파치료학회〉

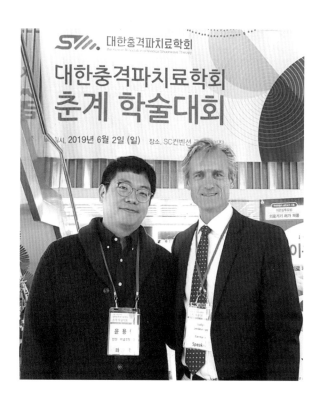

회 인증의(ISMST certified) 자격증을 따기도 했다.

　그러나 ISMST certification이 최종목표는 아니었다. 처음부터 '시험은 패스포인트 일뿐'이라는 생각을 갖고 있었던 나로서는 자격증 취득여부보다는 환자를 치료할 수 있는 실질적인 능력이 더 중요하다고 생각했다.

　나는 이후에도 꾸준히 충격파에 대한 공부를 하여 시리악스정형의학연구회에서 충격파의 최신지견에 대하여 발표하였고, 2019년에 유럽의 카디프에서 열린 Swiss Dolorclast Academy 전문가 과정, 2022년에 프라하에서 열린 ISMST에 참석하였고, 2022년과 2023년 European School of Prolotherapy Master course, 2023년 IART에서 충격파에 대한 최신 지견을 소개하고 토론하는 시간을 갖기도 했다.

현재는 국내에서 Wolf ESWT Academy 대표강사로서 매년 4회씩 강의를 하고 있으며, 충격파와 관련된 임상연구를 진행하고 있다.

02

"초음파는 배운다고 보이는 게 아니다"

'초음파'라고 하면 MRI보다 기술적 차원이 떨어지는 구식 의료 수단으로 생각하는 경우가 많다. 하지만 초음파의 활용범위는 매우 넓다. 내과에서 복부나 갑상선을 관찰하는 것부터 혈관 수술에 이르기까지 무궁무진하다.

초음파는 MRI를 능가하는 여러 가지 장점이 있다. 우선 초음파는 MRI보다 사용이 간편하다. 초음파는 밥주걱 모양의 기구를 의료진이 손으로 환자의 신체에 갖다 대는 손쉬운 방식으로 작동하기 때문에 MRI에 비해 검사 과정이 간단하고, 어깨 회전근개 파열과 같은 굴곡진 부위의 진단에서도 활용하기 쉽다.

해상도 문제도 과거와 달라졌다. 예전에는 초음파로 얻은 사진의

해상도가 MRI에 비해 크게 낮다고 생각되었으나 최근에는 기술 수준이 높아지면서 오히려 초음파가 MRI에 비해 공간 해상도(Spatial resolution)[15]가 더 좋아지기도 했다. 이 때문에 미세 골절 진단에서 더 정확한 진단이 나오기도 한다. 특히 손, 발가락에서 진단의 정확도가 MRI보다 높다.

작은 골절의 경우, 골절 이후 일정시간이 경과하면 MRI에서는 시그널이 바뀌어 확인이 안 되지만 초음파에서는 계속 확인이 가능하다.

어깨 초음파의 경우, 관절경 수술에서는 해상도가 MRI에 비견될 만하고, 수술 직후에 사용했을 때는 오히려 더 잘 보인다.

초음파/MRI에서 보이는 병변을 관절경에서 확인했을 때, MRI는 염증이 파열로 과장되어 보일 수 있다. 또한, 관절경 수술에서는 물을 많이 사용하기 때문에 MRI로 판독이 어려운 측면도 있다.

비용상의 이익도 크다. 초음파 이용 시 발생하는 비용은 MRI에 비해 80% 정도 저렴하다. (국내에서는 MRI 촬영에 수십만 원이 들어가지만, 초음파는 10만원 전후로 책정하고 있다.)

---

15 공간해상도(Spatial resolution) : 영상이나 사진에서 아주 가까이에 있는 별도의 물체를 구별하는 능력.

전신MRI와 전신초음파를 비교해 보면 비용 차이가 거의 10배 가까이 난다고 할 수 있다. 최근 미국 실리콘밸리 부유층 사이에서 고가의 전신MRI 검진이 유행하고 있다. 한번 검사에 한화로 약 330만 원 가량 들어가는 전신MRI는 특정 질병을 진단하기 위해 사용되는 일반적 MRI와 달리 '예방 차원의 전신 스캔'에 주로 이용된다. 이 기법으로 훨씬 고화질의 MRI를 촬영할 수 있고 이를 통해 500가지의 질병을 발견할 수 있다고 한다.

기능의학 분야의 세계적인 권위자로 꼽히는 마크 하이먼(Mark Hyman)의 최근 저서 〈영포에버Young Forever〉에서는 바로 이 전신 MRI를 통해 '질환의 스크리닝 시대'가 오고 있다고 전망한다.

그런데 전신 초음파 역시 이와 마찬가지 활용이 가능하다. MSKUS group에서는 전신 초음파를 통해 전신 MRI와 비슷한 통증과 질병의 사전 예방 및 관리를 일상화하는 시대가 도래할 것으로 보는 의견이 많다. 문제는 비용이다. 전신 초음파의 경우, 소요되는 비용이 현재 40~50만 원 정도로 전신MRI에 비하면 거의 1/10 수준이다.

결정적으로 초음파는 실시간 동영상(Dynamic image)을 얻을 수 있다. 이는 다른 어떤 장비도 갖지 못하는 장점이다. 이 때문에 초음파는 검사 도중 실시간으로 보면서 정확한 부위에 약물을 주입할 수 있고, 이를 통해 정확한 진단을 할 수 있다. (뒤에서 언급하겠지만, 바로 이 때문에 나는 초음파를 이용한 프롤로테라피를 시도해왔다.)

초음파는 hydrolocation이라는 방식으로 약물 주입 시 파열된 부분을 정확히 볼 수 있다. 이 덕분에 MRI 검사에서 정상 판정을 받은 환자들 중에 초음파로 추가 병변을 발견해서 치료한 경우가 많다.

이 밖에 금속이나 심박동조절기가 환자의 몸 안에 들어 있거나 혹은 환자가 폐쇄공포증(claustrophobia)이 있을 때와 같이 MRI를 쓸 수 없는 특수한 경우, 초음파가 매우 유용하다.

물론 단점도 있다. 초음파는 3차원적인 구조물에서 앞과 뒤를 동시에 볼 수 없다. 따라서 이학적 검사를 통해 이를 먼저 국소화시키고 들어가야 한다. 또한, 초음파는 뼈 속의 구조물을 볼 수 없다. 이 때문에 초음파는 X-ray와 동시에 사용할 때 그 정확도를 높일 수 있다.

무엇보다 초음파의 가장 큰 문제는 의료진이 이를 제대로 쓰기 위해서는 많은 시간과 숙련이 필요하다는 점이다.

"초음파는 배운다고 보이는 게 아니다"

2023년 방영된 드라마 〈낭만닥터 김사부 시즌3〉에는 젊은 레지던트들이 초음파를 제대로 보지 못해 간호사에게 망신을 당하는 장면이 나온다. 김사부는 그런 신참 의사들에게 이렇게 충고 한다.

"초음파는 배운다고 보이는게 아니라 계속 봐야 보이는 거야!"

크게 깨달은 레지던트들이 나중에 자기들끼리 서로 몸을 빌려주면서 초음파 연습을 하는 장면으로 드라마는 마무리된다.

드라마지만 이 대목은 매우 현실적인 의료현장의 묘사이기도 하다. 의대에서 책으로 배우는 공부만으로는 초음파를 제대로 볼 수가 없기 때문이다. 실제로 임상에서 초음파로 고도의 숙련을 쌓은 의사는 보기 힘들다. 초음파는 여러 가지 장점에도 불구하고, 시행자의 숙련도에 따라 판독 능력이 크게 달라진다는 단점이 있는 셈이다.

강의를 하다 보면 종종 "초음파로는 안면신경을 볼 수 없는 것 아닙니까?"라고 질문하는 의사선생님들을 접한다. 실제로 많은 사람들이 그렇게 알고 있기도 하다. 하지만 나는 '그렇지 않다.'고 답변한다. 초음파로 골절을 볼 수 없다고 생각하는 의사들도 있다. 다른 병원을 거쳐서 우리 병원에 내원하신 환자분 중에는 '의사분에게 초음파로는 골절을 절대 진단할 수 없다.'는 얘기를 들었다고 말하는 경우가 있다. 나로선 너무나 황당한 소리다.

물론 그냥 초음파를 갖다 댄다고 안면신경이나 골절이 바로 보이는 것은 아니다. 오랜 트레이닝과 안면신경에 대한 해부학적 지식을 충분히 축적한 상태에서 초음파를 잘 다룰 수 있어야 보인다.

한마디로 말해 초음파의 경우, 오랜 시간 투자를 통해 체화된 숙련이 필요하다. 공부로 해결할 수 있는 것도 아니고, 두뇌의 명석함으로 해결되는 것도 아니다. 말 그대로 투여한 시간만큼 보이는 것이 초음파다. 초음파의 세계에서는 돈도 재능도 필요없고 오로지 시간 의 투자만 실효성이 있는 셈이다.

1만 시간의 법칙

사람이 어떤 기계나 기구를 다룰 때, 처음에는 필연적으로 여러 가지 시행착오를 겪는다. 그렇게 많은 반복과 숙달의 시간을 거친 뒤에야 '숙련'에 도달하게 된다. 이 같은 현상을 학습효과(learning effect)라고 하는데, 이 효과를 수학적 모델로 표현한 것이 학습곡선(learning curve)이다. 즉 학습 곡선은 어떤 특정한 대상을 학습하는데 투입된 시간 대비 학습 성취도를 나타내는 그래프이다.

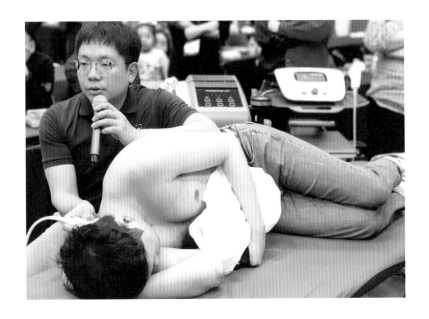

경험에 비추어 볼 때, 초음파와 도수치료는 학습곡선이 가장 긴 분야 중에 하나다. 일정 수준의 숙련도를 갖추기까지 상당한 시간이 걸린다.

'시간'만이 숙련도를 만들 수 있다는 논리 중에 '1만 시간의 법칙' 이라는 개념도 있다. '1만 시간의 법칙'(The 10,000 Hours Rule) 이란 1993년 미국의 심리학자 앤더스 에릭슨이 발표한 개념이다.

어떤 분야에서 전문가 정도의 수준에 도달하기 위해서는 최소한 1만 시간 정도의 훈련이 필요하다는 의미다. 1만 시간은 매일 3시간씩 투입할 경우 약 10년, 하루 10시간씩 투자하면 약 3년이 걸리는 시간이다.

초음파를 비롯한 의료기술 중에는 시술자의 역량에 따라 그 결과가 크게 좌우되는 분야가 많다. 실력 있는 의사가 되려면 시간을 투자해서 꾸준히 역량을 높이는 방법 밖에 없다.

나 또한 초음파를 접하고 강의를 시작한지 벌써 10년 가까이 되지만 아직까지도 임상에서 배우는 것이 많다. 당연한 얘기지만 환자 입장에서는 병원을 선택하고 치료를 받을 때, 그 병원에 어떤 기계가 있고 의사는 어떤 트레이닝을 받았는지도 염두에 두는 것이 좋다.

03

인체의 자연 회복반응을 이용하다
(prolotherapy)

1936년 필라델피아 외과의사 기드니(Gedney)는 수술실 문틈에 엄지손가락이 끼는 사고를 당한다. 무척 아팠지만, 뼈가 부러질 정도는 아니었기에 수술을 받지는 않았다.

하지만 며칠이 지나도록 극심한 통증이 계속되었다. 아무리 확인을 해봐도 뼈에는 별 이상이 없었지만 통증은 계속되었다. 고통에 시달리던 그는 '외과의사로서 이런 손으로는 앞으로 수술을 할 수 없겠구나!' 하는 생각에 큰 좌절감을 느꼈다.

그런데 어느 날 '자극주사'에 대한 얘기를 듣게 된다. 그는 곧바로 자신의 손가락 관절에 주사바늘을 찔러서 통증부위를 자극하는 이른바 '자극주사'를 놓았는데 결과는 대성공이었다. 손가락 통증이 사라지고, 다시 외과의사로 복귀한 그는 이러한 자신의 경험을

1937년 필라델피아 정골의학회에 발표한다. 이는 프롤로테라피의 초기 선구자 중에 한 사람인 기드니가 실제로 겪은 이야기다.

이 에피소드에서 보듯이, 프롤로테라피(Prolotherapy)[16]는 우리 몸이 태생적으로 갖고 있는 '자연치유 능력'을 활용하는 비수술 치료법이다.

'프롤로테라피'라는 단어는 세포 재생과 증식을 뜻하는 영어 단어, Proliferation[17]과 치료를 뜻하는 Therapy의 합성어다. 즉 프롤로테라피는 우리 몸 안의 새로운 세포를 빠르게 연속적으로 생성한다는 의미를 담고 있다.

그렇다면 구체적으로 어떻게 인체의 재생능력을 자극한다는 것일까? 프롤로테라피는 인대, 힘줄 혹은 관절 등에 주사기로 직접 증식제를 주사하는 방식을 택한다.

프롤로테라피는 통증의 원인을 인대와 힘줄의 불안정성에서 찾는다. 인대는 손상되었을 때 절대 혼자서는 재생될 수 없지만 힘줄, 근육은 외부 자극으로 세포가 파괴되면 스스로를 재생한다. 이런 원리

---

16 약제를 주사해서 인체조직의 재생을 추구하기 때문에 우리말로 번역할 때는 '증식치료 or 인대강화치료'라는 말을 쓰기도 한다.

17 이 단어는 자손을 의미하는 라틴어(Proli)를 어원으로 한다.

를 역으로 이용해서 주사 바늘로 통증 부위의 근육과 힘줄을 자극하면 새로운 재생세포가 증식되고, 결국 우리 인체가 스스로 통증의 원인을 제거한다.[18]

이때 증식제로는 안전성이 입증된 고농도 포도당[19]을 주로 사용한다. 예를 들면 척추와 관절의 통증으로 고통 받는 환자에게 증식제를 주사하는데 이때 주사로 투입되는 증식제는 진통제가 아니라 인체의 자연 치유 반응을 자극하기 위한 것이다.

사실 이런 식의 치료법 개념은 프롤로가 처음은 아니었다. 역사적으로는 이미 로마 시대에도 부상당한 검투사의 어깨를 치료하기 위해 뜨거운 바늘을 어깨에 찔렀다는 기록이 있다.

우리가 흔히 접하는 '예방접종' 역시 프롤로와 유사한 방법론이다. 약한 바이러스를 미리 투입해 항체를 만들고 이를 통해 강한 바이러스를 이겨내는 방식이 프롤로와 유사하기 때문이다.

18　Hackett, Hemwall, Montgomery가 집필한 『Ligament and Tendon Relaxation Treatment by Prolotherapy』라는 책을 프롤로테라피의 고전으로 삼는데, 이 책이 제시한 관점이다.

19　고농도 포도당 외에 P2G, 아연, 비타민 등도 증식제로 이용된다. 연어주사라고 불리는 PDRN을 사용하기도 하는데 이는 연어의 생식세포에서 추출한 것으로 'DNA 주사'라고 부르기도 한다. PDRN은 수가가 따로 편성되어 있다.

니체는 "나를 죽이지 못하는 고통은 나를 더욱 강하게 만든다."라는 철학계의 명언을 남겼는데, 인체의 자기치유 반응을 활용한 프롤로테라피는 이 명제의 생물학적 버전이라고 할 수 있다.

인체의 증식반응을 이용하다

프롤로는 비수술 치료로서 여러 가지 장점이 있다. 물론 부위와 정도에 따라 차이가 있지만, 일반적인 경우 프롤로는 치료 시간이 비교적 짧은 편이고, 주사를 놓을 뿐 절개나 마취가 없기 때문에 치료 후 다음날부터 목욕이나 샤워 등이 가능하다.

프롤로는 주로 뼈와 뼈를 이어주는 인대나 뼈와 근육을 이어주는 힘줄의 근골격 질환에 효과가 많이 입증되고 있다. 특히 팔꿈치 부분에 프롤로테라피의 효과가 좋다고 알려져 있다. 팔꿈치 바깥쪽 통증으로 알려진 소위 '테니스 엘보'나 팔꿈치 안쪽에 통증으로 알려진 '골프 엘보' 등은 주로 인대의 미세 파열로 인한 통증이 많으므로 프롤로 주사 치료의 결과가 좋은 편이다. (최근에는 무릎과 어깨, 발목 쪽의 치료성과와 관련된 논문도 많이 나오는 추세다.)

한 가지 유념할 것은 프롤로 주사치료를 받은 직후에는 오히려 더 큰 통증이 오는 경우가 많다는 점이다. 치료 원리 자체가 일부러 염증을 일으켜 재생을 유도하는 방식이다 보니 시술 후 통증이 뒤따르는 것은 자연스런 반응이다. 이를 두고 흔히 헥스하이머 효과(명현반응 瞑眩反應)[20]라고 한다.

따라서 프롤로테라피를 받으며 함께 소염제를 먹으면 안 된다. 처음에는 고통이 다소 있지만, 시간이 지나면 염증이 잦아들고 손상된 조직이 회복되며 통증이 서서히 경감된다. (보통 시술 날에 비해 다음날에는 1/3, 그리고 그 다음날은 전날의 1/3로 정도로 줄어드는 것이 일반적이다.)

그런데 종종 이런 통상적인 경과와 반응이 나타나지 않는 경우가 있다. 특히 동맥경화가 있거나 자가 면역 질환이 있는 분들의 경우, 일반적인 경과를 보이지 않고 특이 반응이 나타나기도 한다.

내가 기능의학을 공부하게 된 계기가 바로 이 명현반응에 대한 고민 때문이었다. '왜? 같은 치료를 했는데 어떤 사람의 경우 반응과 경과가 다른지?' 이 질문에 대한 보다 정확한 해답을 얻고 싶었던 것이다.

---

20 명현효과를 의미하는 헥스하이머(herxheimer)는 독일 피부과 의사 형제의 이름이다. 이들은 피부질환을 치료하면서 많은 환자들이 낫기 전에 독감 비슷한 증상을 겪고, 피부질환도 더 심해지는 현상을 발견해 의학계에 보고했다. 이로써 병이 낫기 전 오히려 병이 심해진 듯 한 몸의 반응을 헥스하이머 반응 혹은 치유의 위기(healing crisis)라 부른다.

해켓-햄웰-패터슨재단 (HHPF)

'프롤로테라피(Prolotherapy)'라는 용어는 1956년 코넬 의대 출신의 미국 외과의사, 해켓(Hackett)이 처음 만들어 사용하기 시작했다. 해켓은 이후 제자인 햄웰(Hemwall)과 함께 현재 우리가 다루고 있는 프롤로테라피의 발전을 위해 매진한다.

해켓이 죽자 제자인 햄웰은 자기 스승을 추모하여, 1969년 「해켓 재단」(Hackett Foundation)을 설립한다. 그리고 햄웰 마저 사망한 뒤에 「해켓재단」은 이름을 「해켓 햄웰 재단」(Hackett Hemwall Foundation)으로 바꾼다. 이후, 해켓 재단에 합류했던 위스콘신 의대 출신인 패터슨(Patterson)이 죽자, 「해켓 햄웰 재단」은 타계한 패터슨을 포함하여 재단의 이름을 「해켓-햄웰-패터슨 재단」(Hackett Hemwall Patterson Foundation)으로 바꾼다. 이로써 현재의 HHPF가 만들어진다.

종종 우리나라에서 프롤로를 한다는 의사들조차 「해켓-햄웰-패터슨 재단」(HHPF)에 대해 잘 모르는 경우가 있다. 하지만 프롤로테라피를 논하면서 「해켓-햄웰-패터슨 재단」을 빼고 말한다는 것은 태극기를 모르고 한국에 대해 말하는 것과 마찬가지라고 할 정도로 프롤로 분야에서 HHPF의 위상은 확실하다.

「해켓-햄웰-패터슨 재단」의 막내 격인 패터슨 선생님은 직접 우리나라에 와서 프롤로테라피에 대한 강의를 몇 번 하기도 했다. 이 때 패터슨의 강의를 듣고 수제자가 된 한국 의사가 「청담마디신경외과」 심재현 원장님[21]이다.

초음파 마스터! 닥터 윤!

프롤로테라피를 시행하는 의사들은 대개 손으로 만져 가면서 프롤로 주사를 놓는다. 이렇게 의사가 직접 손으로 만져서 진찰하는 방법을 영어로는 팔페이션(Palpation), 한자로는 촉진(觸診)이라고 한다. 요컨대 팔페이션은 의사가 자기 손을 환자의 신체 표면에 직접 접촉해서 이때 전해지는 느낌으로 이상여부를 판단하는 진찰법이다.

하지만 나는 촉진보다는 초음파를 보면서 프롤로를 하는 게 더 효과적일 수 있겠다는 생각이 들었다. 그래서 HHPF 사람들에게 '팔페이션(Palpation)이 아니라 초음파로 프롤로를 할 수 있다'고 주장했다. 마음속으로는 초음파에 대한 확신이 강했지만, 워낙 재단 내부적으로 팔페이션의 전통이 강한 조직이라 나름 완곡하게 표현

---

21 심재현 선생님은 한국인 최초로 HHPF의 온두라스, 멕시코 미션을 모두 참가하신 분이기도 하다. 필자는 2020년 멕시코 미션에서 Clinical instructor (임상강사)로 참여하면서 심재현 선생님과 많이 친해져서 현재 학회 활동을 함께하고 있다.

했다.

"팔페이션을 인정하지 않는 것은 아니지만, 초음파를 동원하면 팔페이션이 놓치는 부분을 잡을 수 있다. 당신들이 지금까지 해온 전통적 프롤로(conventional prolotherapy)를 폄하하는 것은 아니다. 그러나 좀 더 효과를 낼 수 있는 방법이 묻히는 것 같아 아쉽다."

그러나 이 같은 나의 주장은 처음에 잘 받아들여지지 않았다. 어느 조직이건 전통과 관습에서 벗어나기란 쉽지 않다. HHPF 역시 다르지 않았다. 그들은 지금까지의 관점을 고수했다.

"팔페이션이 프롤로의 정석이다. 여기서부터 시작해야 한다. 초음파 가이드 프롤로도 이론상 이해는 할 수 있지만 프롤로의 기본은 어디까지나 손으로 만지면서 찌르는 방식이다!"

심지어는 초음파로 보지 못하는 부분을 팔페이션(Palpation guided injection)으로 치료할 수 있기 때문에 '내 손가락이 MRI보다 낫다'고 강의하는 강사들도 있었다.

하지만 처음부터 초음파에 자신이 있었던 나는 "프롤로테라피에 있어서 팔페이션이 아니라 초음파를 봐야 되는 부분이 있다."고 주장을 굽히지 않았다. "그럼 이런 경우엔 어떻게 할 건데? 팔페이션으로는 이거 못하잖아?" 이런 식으로 적극 논쟁하며 미국인들의 선입견을 하나씩 깨나갔다. 완고했던 그들도 조금씩 설득이 되는 것 같았다.

그러던 어느 날, HHPF 관계자가 나에게 초음파에 의한 프롤로테라피를 시연해 보라고 제안했다.

"정 그렇다면 이번 온두라스 미션 때 닥터 윤이 직접 초음파를 갖고 와서 시범을 보여주세요!"

"알겠습니다. 내 초음파 갖고 갈게요!"

온두라스 미션은 전통적으로 촉진에 의한 프롤로테라피(palpation guided injection)를 사용했지만, 내가 워낙 끈질기게 주장하니까 결국 '당신 초음파 기계를 들고 와서 한번 해봐라.'는 식으로 허용을 해준 것이었다. 이렇게 내 주장이 받아들여지기까지 수년의 시간이 걸렸다.

하지만 막상 현장에서는 또 다시 "프롤로는 초음파가 아니다. 팔페이션이 먼저다. 당신이 팔페이션도 할 수 있다는 걸 먼저 보여 달라!"는 요청을 했다.

결국 초음파를 하기 전, 팔페이션을 먼저 보여줘야 했다. 그러자 HHPF 사람들은 "오! 잘 하네! 그럼 초음파도 보여줘!"라는 반응을 보였다. 그 요청을 받아 내가 초음파로 프롤로테라피를 진행하는 시범을 보이자 그제야 그들은 나를 인정해주었다.

"오! 좀 하네!" "닥터 윤이 초음파 마스터다."

(실제로 온두라스 미션 당시, 다른 강사에게 치료받은 환자 한 분이 계속 불편을 호소했다. 내가 초음파로 이 환자를 살펴봤더니 또 다른 병변을 발견할 수 있었다. 이 분을 치료해서 성과를 내자 참가자들의 크게 호응하기도 했다.)

그 일이 있은 뒤부터 유럽 친구들이 나에게 강의를 요청하기 시작했다. 그때 학회에서 만난 지인 중에 Stephen Cavallino[22] 가 있었는데 나의 초음파 가이드 프롤로테라피를 보고 감명을 받아서 강사로 초청하기 시작했다.

HHPF가 멕시코에 의료 봉사를 갈 때도 나는 "한국에서 내가 쓰던 초음파를 갖고 가고 싶다!"라고 했다. 그러자 "그럼 아예 반을 하나 할당해 줄 테니, 강사로 활동해라!"는 제안이 왔다. 결국 그 무렵부터 강사자격으로 각종 의료봉사 미션에 참여하기 시작했고, 개인 휴대용 초음파를 들고 나가기 시작했다.

---

22 European School of Prolotherapy 초대 회장. 이탈리아에서 개원의로 활동하고 있다.

여기서 의료봉사 미션이란 마치 남미의 밀림 한가운데처럼 의료 환경이 좋지 못한 나라들 중에서도 완전 격오지로 떠나는 의료 봉사 활동을 말하는데, 이 '미션' 때 휴대용 초음파를 여행용 캐리어에 담아 들고 나가기 시작한 것이다.

"온두라스 정도는 다녀와야지!"

그 중에서 압권은 온두라스였다. 온두라스는 일단 너무 오지라서 현지 주민들은 "리얼 닥터를 처음 만나 봤다."고 할 정도로 아예 의료혜택이라고는 받아 본적이 없는 사람들이 대부분이다. 게다가 에이즈 발병률도 높고, 총기 소지까지 허용되어 치안 상황조차 매우 불안한 곳이다.

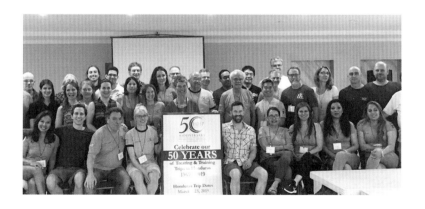

바로 그런 곳에 날아가 프롤로테라피로 현지 주민들에게 펼치는 의료 봉사를 미션트립 (mission trip)이라고 하는데 HHPF는 이런 활동을 온두라스에서 거의 50년 넘게 해오고 있다. (멕시코에서도 10여 년 이상 하고 있다.)

HHPF에서 강사로 활동하려면 여러 가지 조건이 있다. 여러 번의 컨퍼런스를 참여해야 되고, 미션 트립을 여러 번 다녀와야 한다. 이런 까다로운 가입 조건들이 HHPF 그룹의 진입 장벽이다. 실제로 HHPF 사람들은 "우리 그룹에 들어오려면 온두라스 정도는 갔다 와야 돼!"라고 말을 한다.

문제는 남미지역인 온두라스가 우리나라에서 가려면 무려 40~50시간이 걸린다는 점이다. 미국에서 남아메리카는 비행기 몇 번 갈아타면 되지만, 우리나라에서는 지구 반대편까지 날아가야 한다. 그먼 곳을 홀몸이 아니라 휴대용 초음파까지 들고 가야 했던 것이다.

장거리 비행 끝에 드디어 온두라스 땅을 밟은 뒤에는 더 심한 고생이 나를 기다리고 있었다. 도착하고 보니 음식도 안 맞고 잠자리를 비롯해 모든 게 불편했다.

본격적으로 환자를 치료하기 전날, 강사들과 함께 온 학생들이 자신들을 먼저 치료해 달라고 하여 그날 저녁에만 10여명을 치료하고 넉다운이 됐다. 정작 미션이 시작되기도 전에 쓰러진 셈이다. 다음 날부터는 소위 물갈이가 시작되었다. 설사를 동반한 탈수 증세도 겪었다. 열까지 나는 바람에 의료봉사는커녕 내 몸도 제대로 못 가눈 채 그냥 쓰러져 있었다. (나중에 얘기를 들어보니 온두라스를 처음 가면 대개 그런 증상을 겪는다고 한다.) 다행히 하루쯤 누워 있다가 겨우 회복을 해서 일주일 간 환자를 치료하는 미션을 마치고 돌아올 수 있었다.

힘든 여정이었지만 그 만큼 성과는 있었다. 나의 온두라스 미션은 HHPF 역사상 처음으로 초음파를 들고 가서 환자를 치료 해 준 사건이었다.

더 큰 성과는 내가 드디어 HHPF 사람들에게 인정을 받기 시작했다는 점이다. 미국인들의 조직문화에는 의외로 전통을 중시(Orthodox)하는 성향이 있다. 온두라스를 갔다 와야만 멕시코 미션을 갈 수 있고, 멕시코 미션을 다녀와야 강사 자격을 준다는 암묵적인 전통이 있다.

온두라스 미션 트립 이후에야 그들은 "닥터 윤! 온두라스 갔다 왔네!" 라며 자기네 그룹의 일원으로 인정을 해주기 시작했다. 이로써 멕시코를 갈 자격도 부여받을 수 있었다. 그렇게 멕시코를 갔다 오니 뭔가 더 인정받는 느낌이 들었다. "멕시코도 갔다 왔어? 너 프롤로 좀 하는구나!"라고 인정받는 단계가 된 것이다.

이렇게 복잡하고 힘든 과정을 거쳐야하기 때문에 온두라스는 물론 멕시코 미션까지 다녀온 한국인 의사는 거의 없다. 나와 청담마디신경외과 심재현 선생님 정도를 꼽을 정도다. 그만큼 HHPF의 진입장벽은 높고 HHPF에서 공식 인증 받은(Certified) 의사를 우리나라에서는 찾기 힘들다.

지난 일이지만, 나는 결과적으로 HHPF가 만들어둔 일종의 지옥 훈련을 모두 거쳤다. 그 결과 지금은 HHPF에서 강의 요청을 받고 있다. 처음엔 많이 배우는 입장이었는데 이제는 오히려 강의를 하러 다닌다. HHPF 뿐 아니라 ESP[23]에서도 3년째 강의를 하고 있다. 원조를 가르치는 셈이다. (2021년과 2022년에 걸쳐 온라인으로 HHPF에서 강의를 한 한국인은 필자 밖에 없다. ESP에 강사로 등록된 한국 사람도 필자뿐이다.)

---

23 European School of Prolotherapy.

Miracle Guy에게 전해 주세요

많은 해외 의료봉사 기억 중에 2019년, ESP 미션으로 그리스의 크레타 지역에서 치료했던 환자가 기억에 남는다. 많은 사람들을 치료하던 중에 80대 여자 환자를 만났는데 "양측 무릎이 너무 불편해서 왔다."며 고통을 호소했다.

무릎을 살펴보니 시골에 사시는 분이라 그런지, 제대로 치료를 받지 못한지 오래되어 무릎에 구축(拘縮, contracture 굽은 손가락이나 발가락 등 외부 힘에 의하여 비정상적으로 관절운동이 제한되는 상황)이 와있는 상태였다. 환자분은 영어를 전혀 못하셨고, 통역도 잘 되지 않아 힘든 의사소통 과정을 거쳤다.

하지만 진단을 해보니 환자의 통증은 자세 문제로 발생한 무릎 통증으로 보였다. 곧 치료를 시작했다.

프롤로 미션을 가면 환자의 불편한 부위에 프롤로테라피를 하는 게 통례이다. 하지만, 나는 강사로 참여하여 내 베드를 배정

받았기 때문에 내가 주도하여 치료를 할 수 있었다. 나는 프롤로 대신 도수 치료를 선택했다.

환자를 눕히자 본인은 "똑바로 못 눕는다."며 베개를 가져다 달라고 했다. 그렇게 베개 3~4개를 등에 기대고 누운 상태로, 구축이 온 근육과 근막에 도수치료를 하니 환자가 비명을 지르면서 내 손을 꼬집고 한바탕 난리가 났다. 하지만 치료 직후, 걸어보라고 하니 환자분은 몸이 펴지고, 무릎이 바로 편해졌다며 감사의 눈물을 흘리고 갔다.

"몇 십 년 만에 똑바로 누울 수 있었습니다."

그리스 말로 그렇게 말했는데 처음엔 무슨 말인지 몰랐다. 나중에 알고 보니 몇 십 년 만에 처음으로 등을 대고 누울 수 있다며 너무 고맙다는 말이었다. 환자분은 나한테 수차례 인사를 하시고, 가기 전에 '언제 한국에 돌아가냐?'며 여러 번 물어봐서 3~4일 이후에 간다고 하니 '알았다.'고 하고 가셨다.

그분은 다음 날 다시 찾아와서 miracle guy에게 줄 선물이 있다며 그리스 수공예 가방 2개를 들고 오셨다. 알고 보니 환자는 그리스 전통공예 가방을 만드는 일을 하셨는데 우리나라로 따지면 인간문화재 같은 분이었다. 먼 나라까지 와서 의료봉사를

하고 있던 나에게 큰 보람을 느끼게 해준, 너무나 감사하고 인상
적인 선물이었다.

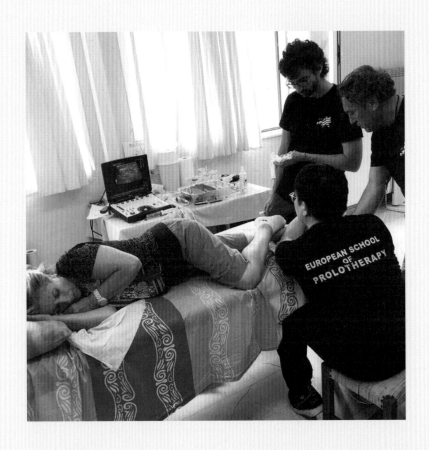

04

뼈를 바르게 하면 낫는다
(Osteopathy)

'도수치료'의 정의는 〈시술자의 손을 이용해서 환자를 관리하는 방법, 근골격계의 운동범위를 정상으로 만드는 것〉으로 요약할 수 있다.[24] 쉽게 말해 다른 도구 없이 의사의 손으로 환자를 치료하는 방법이다.

인류역사에서 도수치료의 역사는 깊다. 고대 이집트인들은 이미 BC 2500-1500년 사이에 손으로 척추를 자극해서 치료하는 기술을 남겼고 히포크라테스(Hippocrates) 역시 관절에 대한 87가지 내용을 저서에 기록해 두었다. 르네상스 시대의 의사들은 관절 탈구를 정복했고 19세기 초반에는 '마사지'를 체계화하기도 했다.

---

24 The International Federation of Manual Medicine에서 내린 도수치료에 관한 정의.

현대에 들어와 도수치료의 양대 산맥으로 꼽는 것은 카이로프랙틱(chiropractic)[25]과 오스테오패시(Osteopathy)다. 역사로 살펴보면 오스테오패시가 카이로프랙틱보다 조금 빠르다.

오스테오패시(Osteopathy)의 기원[26]

오스테오패시는 미국의 의사, 앤드류 스틸(Andrew Taylor Still)에 의해 1874년 창설되었다. 앤드류 스틸은 자신의 자녀 3명이 뇌수막염과 폐렴으로 사망하자 기존 의학의 한계를 느끼게 되었다. 그는 연구를 거듭해 질병의 근본적인 해법을 추구하는 새로운 의학체계를 세우기로 결심한다.

그는 자신이 정립한 의학체계의 이름을 '오스테오패시 osteopathy'라고 명명했는데 'osteo'는 뼈를 의미하고 'pathy'는 질병을 뜻하는 말이다. 여기서 보듯이 오스테오패시(정골의학)은 모든 질병의 근본 원인이 '틀어진 뼈'에 있다고 생각한다. 즉 정골의학이란 말 그대로 '뼈를 바

---

25 카이로프랙틱은 그리스어 cheir(손)과 Prakticos(기술)을 조합한 합성어로 1895년 데이비드 팔머가 창시했다. 팔머는 경추를 교정해서 난청 증상을 치료한 경험 이후, 척추와 다른 질병과의 관계를 본격 연구하기 시작했다고 한다.

26 오스테오패시는 정골의학(整骨醫學)으로 번역된다.

르게 맞춰 치료하는 방법'이다.

오스테오패시는 인체가 원천적으로 자기회복능력이 있다는 믿음을 대 전제로 한다. 우리의 몸은 면역과 자가 치유 능력으로 하루에도 수많은 외부의 병적 요소들을 물리치고 있다. 오스테오패시의 3대 원칙은 이렇다

1) 우리 몸은 하나다
2) 우리 몸은 스스로 치료할 수 있다
3) 구조와 기능은 밀접하게 연관된다

여기서 문제는 뼈에 이상이 생기는 경우다. 어떤 이유로 뼈가 뒤틀리면 인체 내부에 구조적 불균형이 발생하게 되고 그것은 인체의 자가 치유 능력을 떨어뜨린다. 이 상태가 심화되면 결국 질병으로 직행한다는 것이 정골의학이 질병과 인체를 보는 기본 관점이다.

그렇다면 질병을 어떻게 치료할 것인가? 이 역시 뼈를 바로 잡으면 해결할 수 있다. 만병의 근본원인이 뼈와 근육의 불균형에 있기 때문에 치료 역시 뼈를 제자리로 돌려놓고 인체의 에너지 순환을 활성화시키는 것이 핵심이다.

우리의 몸은 처음부터 자가 치유 능력을 갖고 태어난 하나의 커다

란 유기체다. 인체의 구조와 기능은 서로 긴밀하게 연관되어 있다. 뼈의 문제는 곧 구조의 문제이고, 구조에 문제가 생기면 반드시 기능에 문제가 생긴다. 따라서 뼈를 바로잡는 것만으로 인체는 별도의 약을 쓰거나 수술을 하지 않아도 자신의 힘으로 원래의 건강성을 회복할 수 있는 동력을 얻게 된다.

결국 오스테오패시는 의사의 맨손을 활용해 환자의 뼈를 제자리로 돌려놓고, 인체의 순환계와 신경계가 제대로 작동하도록 만드는데 모든 초점을 맞춘다.[27]

예를 들면 두통 역시 OMT[28]로 치료 할 수 있다. 두개골 치료는 오스테오패시의 주요 개념 중에 하나다. 두개골 관절과 경막의 움직임에 문제가 생기는 것을 해결해주면 편두통 및 신체 전반에 영향을 미칠 수 있다. 편두통을 비롯한 1차성 두통[29]은 체내 염증성 분자생성과 관련이 있는데, 정골 치료를 하게 되면 체내의 염증 수준이 현저히 떨어지기 때문에 두통을 줄일 수 있다.

27　미국의 오스테오패시는 최근 도수치료를 많이 하지 않는 추세이며, 내가 자격증을 갖고 있는 캐나다와 유럽 쪽 오스테오패시를 의사의 분류에 넣지 않고 단지 도수치료만 수행하는 면허로 분류한다.

28　오스테오패시 의사가 시행하는 수기치료 방식을 OMT(Osteopathic Manipulative Therapy)라고 한다.

29　1차성 두통: 다른 기저 질환에 의해 유발되지 않은 만성 두통.

Form Follows Function (FFF)

건축학계의 유명한 금언 중에 "구조는 기능을 따른다."는 말이 있다.[30] 이 명제 또한 '구조와 기능이 긴밀하게 연결되어 있다.'는 인식을 전제로 건축물의 구조는 결국 기능 수행에 따라 좌우된다고 보는 관점이라고 할 수 있다.

인체 역시 마찬가지다. 뼈와 근육과 핏줄로 구성된 인체라는 구조물은 애당초 어떤 기능 수행을 위해 설계된 것이고 신체 각부에 부여된 각각의 기능에 문제가 생겼다는 것은 그 배후에 뭔가 구조적 문제가 있다는 것을 의미한다. 결국 병변의 궁극적 원인을 제공한 구조적 변화를 파악하고 그 해결책을 찾는 것이 중요하다.

어떤 질병과 통증의 구조적 원인을 확인하는 작업은 통합의학 뿐 아니라 정통의학에서도 계속 대두되는 문제이다. 이 때문에 최근 MRI는 Functional MRI[31]로 진화하고 있고, 초음파 분야 역시 해당 신체부위를 움직이면서 검사하는 역동적 검사(dynamic exam)가 늘어나는 추세에 있다.

---

30 근대 건축의 아버지라고 불리는 미국의 건축가 루이스 설리번이 한 말. 원문은 "Form ever follows function"

31 기존 MRI의 기능에 더해 뇌 활동과 뇌혈류 증가에 따른 혈중 산소량 변화까지를 측정할 수 있다.

OFOP (Ontario Federation of Osteopathic Professionals)

도수치료에 대한 해외 강의들을 접하다 보니 오스테오패시가 갖고 있는 세계관의 강한 설득력이 느껴졌다. 점점 빠져들던 나는 끝내 '오스테오패시의 모든 과정을 처음부터 끝까지 확실하게 배우고 싶다!'는 집념이 생겼다.

찾아보니 캐나다에 오스테오패시 정규교육 시스템이 있었다. 캐나다는 의료보건체계가 영국과 유사하다. 보험제도 하에서 의료비용은 싸지만 의사를 만나기가 힘들고, 의료의 접근성이 좋지 않다.

이 때문에 캐나다는 보완대체의학이 발달할 수밖에 없는 상황이고 이른바 cash practice라고 하는 (보험 외) 현금을 내는 치료가 성행하고 있다.

이 때문에 미국에서 도수치료에 종사하는 D.O[32] 들이 넘어가서 오스테오패시 스쿨을 만들고 이를 통해 현지 의료 수요를 충당하고 있기도 하다. (오스테오패시는 현재 미국 의료의 공식적인 한 축이다.)

D.O는 번역하자면 '정골의학 전문의'쯤 된다. 미국의 보통의사(MD)와 같이 일반 의학교육을 받지만, 그 외에 추가로 도수치료 등

---

32 D.O(Doctor of osteopathic)

에 대한 300~500시간의 교육을 더 받는다. D.O는 전인적 치료를 강조하기 때문에 생활습관이나 운동, 영양 등의 치료법에 더 주목하고 약물과 수술보다는 도수치료 및 예방의학에 중점을 둔다.

오스테오패시에 점점 매력을 느끼던 나는 아예 OCO (Osteo-pathic college of Ontario)에 지원해 해당 과정을 졸업하고 DOMTP를 취득했다. 졸업 후에는 OFOP에 지원했다.

캐나다의 온타리오주(州)에서 발급하는 도수 치료 면허를 OFOP (Ontario Federation of Osteopathic Professionals) 라고 한다. OCO 졸업장은 코스만 수료하면 받을 수 있지만, 온타리오주 면허는 시험을 봐야 하는데 이를 패스하기가 쉽지 않다. 이 때문에 OCO (Osteopathic college of Ontario) 졸업한 사람들은 있지만 나처럼 끈질기게 OFOP 면허까지 딴 한국인은 거의 없다. (멕시코에 계신 한의사 한 분 외에는 필자뿐이다.)

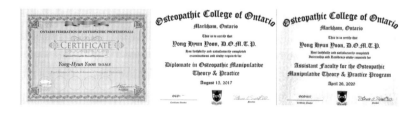

MD, DO, ND, DC 의 차이

마치 한국에 일반의사와 한의사가 있듯이 미국의 의사도 몇 종류로 구분된다. 미국에서 doctor가 들어가는 의사의 종류는 MD, DO, ND, DC 등 크게 4가지로 구분된다.

MD (medical doctor)

일반적 의미에서 정통의학을 다루는 의사를 말한다. MD는 미국에서 의사를 양성하는 기본 과정이다. MD가 되려면 4년제 의과 대학을 졸업한 후, 각자 선택한 전공 분야의 레지던트로 훈련을 마쳐야 한다. (MD가 되기 위해서는 우리나라 의학전문대학원처럼 학사학위가 있어야 지원 가능하다.)

DO (Doctor of osteopathic)

DO는 오스테오패시를 수련한 의사다. MD와 같이 일반 의학교육을 받은 뒤 추가로 도수치료 교육을 받는다. 약을 처방하고 수술을 할 수는 있지만, 기본적으로는 운동, 영양 등을 강조한다. 과거엔 DO가 약물과 수술보다는 도수치료에 주로 집중했지만, 최근에는 도수치료에 집중하는 DO들이 많이 줄어드는 추세에 있다. 온두라스에서 내가 도수치료를 시행하자 미국 DO들이 "You doing very conventionally"라고 이야기 할 정도다. 자기들보다 내가 하는 방식이 더 원조에 가깝게 보였던 셈이다. 내가 느끼기엔 미국 DO 중에 도수치료 전반을 능수능란하게 구사하는 사람은 많지 않고, 자기만의 전문 테크닉 하나만 파고드는 경우가 많다. 좋게 표현하면 장인정신, 나쁘게 이야기하면 외골수라고 할 수 있다.

ND (naturopathic doctors)

흔히 자연요법 의사로 불리며 질병예방과 평소의 건강관리를 강조한다. 자연요법은 비수술적, 비약물적 접근 방식에 중점을 두며 수술은 하지 않고 주로 1차 진료에 종사한다.

DC (Doctor of chiropractic)

한국에는 잘 알려져 있지 않은 카이로프랙틱을 수련한 의사다. 수술이 아닌 운동요법, 자세교정, 식이요법 등으로 통증의 근본원인을 치료하는데 중점을 둔다. 카이로프랙틱은 특히 허리통증과 목, 어깨 통증에 효과적인 것으로 알려져 있다. 주(州)에 따라 다르나 DC도 초음파와 주사가 가능한 곳이 몇 군데 있다.

DC와 ND는 외국에서 진료 및 치료에 제한이 있기 때문에 HHPF는 참여하지 못하고, AAOM에는 참여할 수 있다.

05

만성 피로의 범인을 잡다
(중금속 중독)

과거에는 중금속 중독이라고 하면 화학 물질을 다루는 노동자들이 공장에서 걸리는 직업병 정도로 인식되었지만 현재는 전혀 그렇지 않다. 현대인들은 매우 여러 가지 경로를 통해서 부지불식간에 조금씩 중금속에 노출되고 있다.

중금속 중독이란 말 그대로 중금속이 체내에 축적되어 일으키는 질환이다. 여기서 중금속이란 수은, 납, 카드뮴, 비소 등 비중이 4~5 이상인 금속들을 말한다.

이런 중금속은 다양한 경로로 우리 몸속에 들어온다. 일단 미세먼지에도 알루미늄, 납, 카드뮴 등 중금속이 함유되어 있다. 생선을 먹을 때도 수은에 노출될 수 있다. 수은은 방부제, 염색약, 살균제 등을 사용하면서 유입되기도 한다. 페인트, 배기가스, 배터리 등을 사용하다 보면 카드뮴이 체내로 유입될 수 있다.

중금속 중독의 무서운 점은 만성중독의 경우 일상 속에서 서서히 진행되고 증상도 조금씩 나타나기 때문에 진단이나 치료가 쉽지 않다는 점이다.

만약 빈혈, 피부질환, 호흡기질환, 소화 장애 등 증상이 있는데 특별한 원인을 찾지 못했다면 중금속 중독 가능성을 의심해 보고, 검사를 받아볼 필요가 있다. 최근에는 간단한 채혈만으로도 혈중 중금속 농도 검사가 가능해졌기 때문에 손쉽게 검사를 받아볼 수 있다.

(혈액검사를 통해 급성기 중금속 노출 혹은 배출 여부를 알 수 있다면, 만성노출의 경우 모발검사, 소변 유발 검사urine provocative test, 조직검사를 통해 진단하기도 한다.)

중금속 중독을 막으려면 생활습관이 일단 중요하다. 안전성이 확인된 식품이나 생활용품을 사용해야 한다. 중금속은 땀이나 소변으로 배출되므로 물을 충분히 마시고 스포츠 활동이나 사우나 등을 통해 땀을 흘려주는 것은 기본이다.

정형외과 의사가 중금속 중독을 보는 이유

중금속 중독을 파고들게 된 것은 다름 아닌 나 자신이 중금속 중독 증세가 있었기 때문이었다. 어렸을 때부터 몸이 계속 불편했고 컨디션이 나쁠 때는 원인모를 통증 때문에 아침에 일어나지 못할 정도였다. 특히 항상 지쳐있는 듯한 느낌이 지속되는 등 만성적인 피로감에서 빠져나오지 못했다. 이 때문에 허리, 어깨 등 부위별로 MRI를 찍어보기도 했지만 그때마다 "수술할 정도는 아니다."라는 진단을 받곤 했다. 그렇게 나 자신이 의학도였음에도 불구하고 내 몸이 느끼는 불편감의 원인을 찾지 못한 채, 오랜 시간동안 고통을 감내해야 했다.

그렇게 그냥 참고 살던 중, 어느 날 호르몬 공부를 하다가 비로소 단서를 찾기 시작했다. 호르몬 질환에 대한 책을 보는데 어느 대목에선가 '어!! 이건 내 증상인데!' 하는 생각이 들었던 것이다. 관심을 갖고 더 들어가 보니 '이거 난데, 어? 나도 이런데!' 하는 공통증상이 점점 늘어났다. 평생 시달려 온 만성 피로감의 범인이 아무래도 중금속 중독 같다는 심증이 점점 굳어지기 시작했다.

머리카락을 뽑아서 중금속 검사를 맡겨보니 아니나 다를까 수은 중독 판정이 나왔다. 도대체 내가 무슨 일을 했길래 수은중독에 걸린 것인지? 고민해보니 한 가지 의심 가는 일이 있었다. 어머니와 내가 모두 치아에 아말감이 있었던 것이다.

아말감은 치아에 금니를 씌워 넣을 때 들어가는 성분인데 여기에 수은이 들어가 있다. 한 번 음식을 씹을 때마다 수은이 증기로 변하여 흡수가 되기 때문에 수은 중독의 원인이 된다.

나는 일단 검사 결과를 확인하자마자 아말감부터 뽑았다. 문제는 치료였다. 아말감은 뽑았지만, 더 이상의 악화를 일단 막았을 뿐 이미 내 몸속에 쌓여있는 수은을 모두 해독한 것은 아니었다. 그 때문에 그 후로도 몸이 곧바로 좋아지지는 않았다.

수은 중독은 치료하기가 쉽지 않다. 나름대로 치료법을 모색하기 위해 중금속 중독에 대해 최고 수준의 학회들을 찾아봤지만 내가 고통 받고 있는 지점에 대해 국내 의사 선생님들 중에는 아무도 만족할 만한 해답을 주지 못했다. 너무도 답답했던 나는 결국 이 문제 역시 해외에서 답을 찾는 수밖에 없었다.

(수은중독 치료는 DMPS, DMSA라는 약물을 사용하는 것으로 되어있으나 우리나라에서는 희귀의약품으로 등록되어 접근성이 좋지 않다. 이 때문에 치료할 수 있는 방법이 제한되고, 많은 환자들이 이로 인해 고통 받고 있다. 현재 우리나라에서 만성적인 수은중독을 보험으로 치료하는 것은 불가능하다. 중금속 중독으로 진단

받는 많은 사람들은 건강보험, 실비보험으로도 치료가 불가능한 보험의 사각지대에 놓여있다. 국내에서 쉽게 이용할 수 있는 것은 metalloproteinase와 관련된 프로엠이 있으며, Vitamin C, 차전차피를 이용해 꾸준히 해독할 수 있으나 수은의 반감기가 20여년이기 때문에 오랜 시간이 걸린다.)

ACAM을 만나다

그렇게 나 자신의 중금속 중독을 치료하기 위한 방법을 찾다가 만난 곳이 바로 ACAM이라는 학회였다. ACAM은 American College for Advancement in Medicine[33]의 약자로 우리 용어로는 '통합의학'을 추구하는 학회이다. ACAM은 통합의학 분야에서 가장 크고 오래된 조직이라고 할 수 있는데 주로 중금속 중독을 연구한다.

마침 라스베가스에서 일주일 코스로 ACAM이 주관하는 학회가 열린다는 소식을 듣고 바로 미국으로 건너갔다. (1주일에 걸친 이 과정을 처음부터 끝까지 이수하고 자격증을 딴 한국 사람은 최근 7년~8년 안에 필자뿐이라는 얘기를 들었다.)

---

33 ACAM은 약 30개국의 의료인들이 참여하고 있으며 40년이 넘는 역사를 자랑한다.

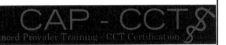

The Board of the American College for Advancement in Medicine
certifies that

Yong-Hyun Yoon, MD

has successfully completed ACAM's Chelation Advanced Provider (CAP) course.
This exam portion of this course was administered in Las Vegas, Nevada on November 8, 2018.
The above practitioner has been awarded the **CCT credential** and is now a **Certified Chelation Therapist.**

This certification was awarded on November 8, 2018 and is effective until November 8, 2025.

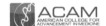

W.A. "Butch" Shrader, Jr., MD
Certifying Instructor
American College for Advancement in Medicine

ACAM
AMERICAN COLLEGE FOR
ADVANCEMENT IN MEDICINE

Lyn Patrick, ND
Course Director
American College for Advancement in Medicine

ACAM이 인증한 CCT(certified Chelation Therapy)

당시 학회에 참여했을 때 미국인 강사들이 "한국에서 의사가 왔다
고?"하며 놀란 표정을 지었을 정도로 한국인의 참여는 별로 없던 학
회였다. 내가 다녀온 이후 몇몇 분들이 잠시 참석하기는 했으나 전
체 CAP 코스를 이수하지는 않았다.

라스베가스까지 날아간 성과는 컸다. 학회 참여 당시 나는 여러
가지 제한된 조건에도 불구하고 한국에서 이런 저런 논문들을 찾아
가며, 내 나름의 프로토콜을 만들어서 시행하고 있었다. 하지만 중
금속 중독에 대한 나의 치료 방식에 대해 확실한 자신감은 없었다.

라스베가스를 시작으로 해외 학회에 나가서 중금속 대가들의 이야기를 듣고서야 비로소 '내가 바른 길을 가고 있구나!' 하는 확신이 들었다. 실제로 환자를 치료했더니 효과도 좋았다.

자신감을 얻은 나는 나중에 ACAM에서 부여하는 자격증 시험까지 응시해 합격하기도 했다. CCT(Certified Chelation Therapy)[34]라는 이 시험에 합격하려면 온라인 과정을 통해 1단계 공부를 마치고, 워크숍에 참석해서 수일간 강의를 듣고 필기시험을 통과하는 등 복잡한 단계를 거쳐야 한다.

---

34 킬레이션(Chelation)은 혈관 속 독소와 노폐물 제거를 뜻한다.

06
질병의 근본 원인을 찾아라
(기능의학)

내가 기능의학에 관심을 갖게 된 이유는 흔히 말하는 정통의학 (Conventional medicine)의 한계를 느꼈기 때문이었다. 보통의 경우 의과대학에서는 약을 쓰는 방법을 배우고, 전문의 트레이닝 과정에서는 수술하는 방법들을 많이 배운다.

다시 말해 현대의학은 의약품과 수술로 병변을 치료하는 관점을 갖고 있다. 나 역시 인턴, 레지던트 시절은 물론이고 펠로우를 거치면서도 수술이나 약물외의 치료 방법에 대해 별로 접해보지 못했다.

특히 레지던트 시절에는 한마디로 수술하기 바빴던 때라 다른 문제들을 신경 쓸 겨를이 전혀 없었다. 수술방 쫓아다니기 바쁘다 보니, 환자한테 '잠은 잘 잤는지? 식사는 어떻게 하셨는지?'는 전혀 챙

기지 못했고 대신 '어제 수술한 부분은 어떠세요?' 같은 말을 많이 했다. 수술의 효과나 예후(豫後)에만 모든 관심이 있었던 것이다.

기능의학에 관심을 갖게 된 이유

그런데 개원 이후, 내가 접한 환자들 중에는 이미 다른 병원에서 도수 치료나 프롤로테라피 같은 여러 가지 치료들을 받고 오신 분들이 많았다. 그분들이 그렇게 다양한 치료를 받아봤다는 얘기는 자신들의 고통에 비해 만족할만한 치료 성과가 없었다는 뜻이기도 했다.

이분들을 접하면서 같은 치료, 같은 수술을 받았는데 왜 어떤 사람들은 쉽게 치료가 잘 되는 반면, 또 어떤 사람들은 같은 상황에서 잘 낫지 않는지? 이 문제가 단지 환자의 체력 문제인지? 아니면 수술하는 의사의 기술과 능력의 문제인지? 근본적인 의문들이 꼬리에 꼬리를 물었다.

인체가 질병이라는 큰 도전 앞에서 과연 어떻게 대응하는지 의과대학에서 배운 의술 외에 다른 관점들도 배우고 싶다는 학구열이 솟아난 셈이다.

66살에 시작된 폴링 박사의 도전

우리나라에서 기능의학이란 말로 지칭되는 의학의 갈래를 다른 말로 표현하면 '분자교정의학'이 된다. 분자교정의학이라는 말이 좀 어렵게 느껴지는 탓인지 분자교정의학보다는 기능의학이라는 단어가 훨씬 많이 통용되고 있다.

분자교정의학을 대중화시킨 사람은 의사가 아니라 '화학자'다. 라이너스 폴링(Linus Pauling, 1901-1994) 박사는 1954년에 노벨화학상을 받고, 1962년에는 노벨평화상을 받는 등 두 번이나 노벨상을 받은 화학계의 원로 학자였다.

1967년, 60대 후반의 나이로 한참 은퇴를 계획하고 있던 폴링 박사는 우연히 커피를 마시는 테이블에서 캐나다 정신과 의사인 호퍼(Hoffer)와 오스먼드(Osmond)가 쓴 책을 보게 되었다.

호퍼와 오스먼드는 '비타민 B로 정신분열증을 치료할 수 있다'는 이론을 증명하기 위하여 노력하고 있던 정신과 의사들이었다. 당시만 해도 의학계는 '비타민으로 병을 치료할 수 있다.'는 일부 연구자들을 일종의 별난 인간 정도로 취급하고 있을 때였다.

하지만, 폴링은 그 책을 보고 큰 충격을 받았다. 그는 나중에 이렇게 회고했다.

"그들은 정신분열증 환자에게 하루에 17,000mg이라는 엄청난 양의 Niacin(비타민 B)을 투여했다. 이는 하루 권장량의 1,000배나 되는 양이었다. 그때 나의 상식으로는 소량의 비타민을 투여했을 때, 괴혈병을 예방할 수 있다고 알고 있었는데, 사람에게 1,000배의 양을 사용해도 아무 부작용이 없다는 사실이 매우 놀라웠다."

밤을 새워 책을 읽은 폴링 박사는 다음날 아침 은퇴 계획을 바꿨다. 은퇴는커녕 아예 의학의 새로운 분야를 개척하기로 마음을 바꿔 먹은 것이다.

폴링박사는 호퍼, 오스먼드를 만나 질병과 영양물질의 관계를 함께 연구하면서 1968년부터 '분자교정(Orthomolecular)'이라는 용어를 사용하기 시작했다. 여기서 앞부분 'ortho'의 의미는 '옳음' 혹은 '교정한다'는 뜻이고 'molecular'는 분자구조를 의미한다. 이를 직역하면 〈분자교정〉이 된다.

〈분자교정〉은 질병에 의해 변질된 정상세포를 영양물질로 교정한다는 뜻, 즉 자연치유의 메커니즘을 의미한다. 폴링 박사는 비타민 같은 물질이 인체에 꼭 필요하지만 '의약품'은 아니기에 새로운 명칭이 필요하다고 생각해 이들을 〈분자교정물질〉이라 부르기로 했다.

사전적 정의를 비교해 볼 때, 우리나라에서는 비타민을 일종의 영양소로 표현하지만, 영어권에서는 비타민을 '분자구조'로 표현하는 경우가 많다. 즉 분자교정의학에서 말하는 '분자'란 주로 비타민[35]을 의미한다. 이 때문에 분자교정의학을 '비타민 의학'이라고 말하기도 한다.

요컨대 분자교정의학은 비타민을 보충해서 인체의 분자구조를 정상화하고 면역 시스템을 복원한다는 뜻이다.

분자 정상화 방법엔 여러 가지가 있다. 예를 들어 식습관으로 인한 영양불균형의 경우 자가 면역 질환을 일으킨다. 이를 교정하기 위해 비타민, 미네랄 등을 처방하는 영양치료를 동원하는 것이 분자교정 의학이다. 비타민처럼 인체가 생명유지를 위해 활용해 온 친숙한 자연물질들을 활용해 질병을 치료한다는 개념인 것이다.

정통의학과 기능의학

내가 의대에서 배웠던 정통의학(Conventional medicine)은 인간의 몸 상태를 '건강'과 '질병'이라는 이분법으로 인식한다. 하지만

---

35 Vitamin이라는 말 자체가 생명에 꼭 필요한 아민, 즉 vital(생명의) + amine(아민, 유기화합물)에서 유래되었다.

기능의학은 첫째 건강, 둘째 불건강 혹은 미병(未病), 셋째 질환이라는 3가지 구분법으로 바라본다. 이것이 어떤 의미일까?

건강한 상태의 인체는 기본적으로 외부로부터 병인(病因)의 공격을 받으면 건강하지 못한 상태 혹은 미병 상태가 된다. 하지만 이때 인체는 스스로를 지킬 수 있는 태생적 능력을 가지고 있기 때문에 이 능력을 잘 살려주면 공격을 물리치고 건강 상태로 복귀할수 있다. 반면 이 자연 치유력이 제대로 기능하지 못하면 몸의 균형이 깨지고 '질병 상태'로 진전된다는 것이 기능의학의 기본적인 관점이다.

세계보건기구(WHO: World Health Organization)는 1948년 4월 7일에 발표한 보건헌장에서 '건강'의 개념에 대해 "건강이란 단순히 질병이 없고 허약하지 않은 상태만을 의미하는 것이 아니라 육체적, 정신적, 사회적으로 완전한 상태를 말한다."라고 정의한 바 있다.

이러한 건강의 정의에 비추어보면 매일 매일 '완벽한 건강상태'를 유지하는 인간은 사실상 극히 소수에 지나지 않는다. 우리 몸은 대개의 경우, 건강상태를 위협하는 다양한 외부의 공격요인들과 힘겨운 싸움을 벌이는 시간들이 많기 때문이다.

즉 현실적으로는 '미병' 상태에 있는 경우가 많다. 이 시기에는 컨디션이 나쁘다거나, 소화가 잘 안된다거나, 호르몬 분비에 문제가 생기는 등 뭔가 사소한 '몸의 이상'에 시달리게 된다.

많은 사람들은 만성 스트레스와 불안, 소소한 근육통, 소화불량 같은 불편감에 시달리는 시간들이 많다. 하지만 대부분은 '병원에 갈 정도는 아닌 일'로 생각한다. 때로 일상생활에서 물건을 들거나 운동을 한 뒤에 몸의 이상이 감지되더라도 '담 결렸다'며 참고 넘어간다. 요컨대 현실의 우리는 소소한 생활 속 고통을 참거나 무시하고 살아가지만 그럼에도 불구하고 의사 입장에서는 '질병'으로 판정할 수 없는 상태가 너무나 많다는 것이다.

현대 의료 시스템은 '질병'마다 진단기준이 있고 해당 기준에 부합하지 못하면 진단코드가 나갈 수 없다. 건강보험도 적용되지 않는다. 우리나라와 같은 건강보험환경(허가제)에서는 향후 어떤 질환이 발생될 것으로 의심 혹은 예상이 되어도 환자에게 약을 처방할 수 없는 경우가 많다.

따라서 이런 경우에 특히 한국 사람들은 보약을 먹거나 민간요법을 시도하는 등 의사의 처방이 아닌 다른 방법으로 각자의 고통을 해결하려 애쓴다.

바로 이 지점이 기능의학이 갖고 있는 문제인식이다. '과연 당장 질병 판정을 받지 못했다고 이 사람이 건강하다고 말할 수 있을까?' 라는 의문, 그것이 기능의학의 첫 질문이다.

만성질환과 기능의학

기능의학은 특히 만성질환에 노출된 환자들에게 효과적인 대안으로 주목받기 시작했다. 고혈압이나 당뇨, 고지혈증 같은 만성질환에 시달리는 환자들은 자꾸 재발하는 질병으로 인해 우울감과 좌절감을 느낀다. 이 분들의 소원은 일상화된 고통에서 벗어나 완전한 치료를 달성하는 것이다. [36]

고혈압약, 당뇨약 등은 증세를 관리해 줄 뿐, 병을 완치시키는 것은 아니다. 즉 고혈압이나 당뇨가 인체의 조절능력을 떨어뜨려 뇌졸중, 심근경색, 동맥경화와 같은 합병증을 일으키는 상황을 예방하고 병의 확산을 차단하는데 목적이 있는 것이지 근본적으로 건강을 회복할 수 있는 약은 아니다. (이 때문에 경우에 따라서는 오히려 약을 끊고 활력이 좋아지는 분들도 있다.)

기능의학은 완전한 치료가 아니라 현상 악화만을 저지하는 이 같

---

[36] 현대 의학의 눈부신 발전에도 불구하고 만성질환으로 시달리는 환자들이 감소하기는커녕 더 늘어나는 이유는 건강검진이 활성화 되어 환자들을 많이 발견하기 때문에 통계상 수치가 늘어난 결과이기도 하고, 한 번 약을 먹으면 평생 먹어야 한다는 인식 혹은 치료방식 때문이기도 하다.

은 접근에 회의를 느낀다. 그리고 근본적인 원인 제거를 통한 질병의 완전한 치료를 추구한다.

증상만 관리할 것인가?
완전한 치료를 추구할 것인가?

정통 의학은 질병이 일으킨 현상적 변화에 최대한 집중한다. 하지만 엄밀히 말해서, 질병으로 인해 내 몸에 생긴 병리적 변화는 질병의 원인이 아니라 질병이 이미 초래한 '결과'다. 즉 우리 몸에 이미 어떤 이상이 생긴 결과로서 통증이 찾아오는 것이다.

여기서 직면하게 되는 질문은 '그렇다면 질병의 결과인 증상을 중단시키는 것으로 만족할 것인가? 아니면 병의 근본적 원인을 치료할 것인가?'라는 문제이다. 우리는 당연히 질병의 근본적인 원인을 찾아내는 완전한 해결을 추구해야 한다.

하지만, 현실은 이와 다르다. 의료진이나 환자조차도 근본적 원인에 둔감한 경우가 많다. 예를 들어 어느 환자가 무릎이 아파서 왔는데 진찰을 하다 보니 '협착증'이 발견되고, 더 자세히 보니 협착증의 원인이 '동맥경화'에서 시작된 것임을 알게 되었다.

이럴 때 동맥경화라는 소견을 붙여 내과에 전원을 보내면, 환자를 보낸 병원에서 "이 정도는 약을 먹거나 치료할 수준이 아니다."라는 반응이 오기도 한다. 나로선 답답한 노릇이 아닐 수 없다.

기존 치료방식이 별 효과를 보지 못하는 사람, 수치 조절은 되지만, 다른 증상이 겹쳐서 나타나는 사람, 약을 10~20개 씩 달고 다니는 사람, 여러 가지 증상으로 병원을 여러 군데 다니는 사람들은 질병의 원인을 보지 않고 결과만 보고 있을 가능성이 농후하다.

만성질환을 범죄수사에 비유하자면 알면서도 범인을 잡지 못하는 상황이라고 할 수 있다. 질병이라는 범죄는 이미 벌어진 상태에서 범인이 더 큰 추가 범죄를 저지르지 못하도록 막기만 할 뿐, 범인을 완전히 처벌하지는 못하고 있는 상태이다. 당연히 범인은 물론 보이지 않는 곳에서 이를 감싸주고 있는 배후세력과 공범들을 모두 잡아서 근본적인 해결을 추구해야 한다.

그동안 우리나라는 예방의학이나 영양의학 쪽이 큰 힘을 갖지 못했다. 우리가 일상에서 접하는 소소한 통증이나 소화불량 같은 증상들은 일종의 '신체 기능 저하 사인'이라고 볼 수 있는데 이런 경우 흔히 '늙어서 그런 것' 정도로 생각하고 넘어가는 경우가 많다.

환자가 몸이 아프면 의사는 일단 약물치료에 중점을 두었고, 환자역시 예방이나 운동 처방보다는 즉시 효과가 나타나는 약물이나 수술 치료법을 선호했다.

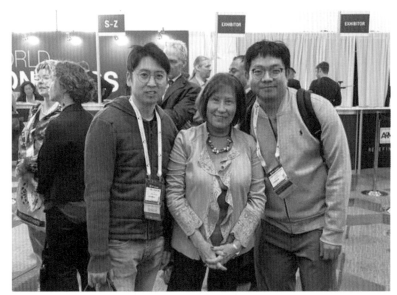
2017년. LV A4M World Conference에서 강사, Pamela Smith 와 함께

그러나 최근 들어 많은 병원들이 기능의학 병원을 표방하고 있다. 반가운 현상이다. 무엇보다 기능의학이 추구하는 예방의학적인 성격을 강조할 필요가 크다.

07
세상을 바꾼 마이어스 칵테일
(영양치료)

'감기에는 비타민C가 좋다'는 현대의 상식은 앞서 언급한 라이너스 폴링 박사에 의해 이미 1970년대에 제창되었다. 그리고 이러한 '기능의학'의 발전과 함께, 본격적으로 고용량의 비타민과 미네랄을 정맥으로 주입하는 치료법이 확산되었다. 이를 '영양치료'라고 부른다. 영양치료가 본격적으로 확산된 것은 비교적 최근인, 2000년대 이후부터다.

의학계에서 본격적인 영양치료의 기원을 탄생시킨 인물은 이른바 〈마이어스 칵테일〉로 유명한 존 마이어스(1900~1984)이다. 존 마이어스(1900-1984)는 존스홉킨스 대학교 출신으로 처음에는 전기공학과를 다녔으나, 의료분야에 관심을 느껴 의대에 다시 입학한다.[37] 그는 의대 졸업 이후 볼티모어에서 내과의사로 활동했는데 이미 그 시절부터 근처의 다른 의사들이 잘 낫지 않는 환자들을 마이어스에게 보냈을 정도로 실력을 인정받았다.

마이어스는 인체를 구성하는 세포 내부의 다양한 화학반응에 관심이 많았고 미네랄과 미세 영양소들을 활용해 인체의 질병을 치료하는 방법을 꾸준히 고민했다.

그가 마이어스 칵테일(Myers' Cocktail)을 만든 것은 그의 나이 70살이 넘었을 때였다. 1900년생이던 그는 1970년대부터 고용량의 비타민과 미네랄을 정맥으로 주입하는 치료법을 시도했다.

이 치료법을 통해 마이어스는 특히 만성피로, 우울증, 이유 없는 통증 같은 〈병명 없는 불편함〉[38]을 호소하는 환자들로부터 좋은 결과를 얻었다. 뿐만 아니라 천식, 편두통, 근육통, 만성 비염, 계절성 알레르기 비염 등 난치성 질환에도 치료 효과를 보았다.

그러나 마이어스의 이러한 치료법은 당시에는 '별난 치료법' 정도로 취급받을 뿐이었다. 1984년 그가 죽으면서 이 치료법은 마이어

---

37 · 미국의 의과대학은 학부 4년, 의학전문대학원 4년으로 이뤄진 곳이 많아서 이렇게 진학하는 경우가 보편적이다.

38 · 질병으로 인정되지 않지만, 환자 입장에서는 괴로운 상태를 '병명 없는 불편함'이라고 한다. 영어로는 DWND(Discomfort Without Name of a Disease)로 표기된다.

스만의 기술로 끝날 뻔했다.

하지만 이렇게 자칫 사장될 뻔했던 '마이어스 칵테일'은 1990년 대에 앨런 가비(Alan Gaby)라는 의사에 의해 다시 부활한다. 마이어스와 같은 볼티모어에서 활동했던 의사 앨런 가비는 마이어스가 치료하던 환자들을 이어받아 치료하는 와중에 마이어스의 치료법을 되살리게 된다.

앨런 가비는 몇몇 기록들을 참고해 1990년대부터 마이어스 칵테일을 다시 만들고, 치료에 적용해 그 결과를 2001년에 의학계에 발표한다. 앨런 가비에 따르면 마이어스 칵테일은 꽤 효과적이었다.

물론 장기간 주사를 맞지 않으면 재발되는 경우도 있었지만, 천식, 편두통, 피로, 근육통, 비염을 비롯한 다양한 질환에서 마이어스 칵테일은 높은 효과를 보였고, 종종 놀랄만한 치료성과를 내기도 했다.

마이어스 칵테일의 치료 원리는 비타민과 미네랄을 정맥에 직접 주사 하는데 있다. 비타민과 미네랄을 정맥에 직접 주사하는 이유는 입으로 먹는 영양소의 경우, 치료목적에 한계가 있기 때문이다. 예를 들어 비타민C를 단순히 알약으로 복용하면 비타민C의 혈중농도를 빠르게 올리기 어렵다.

약물이 몸속에서 효과를 나타내기 위해서는 혈중 약물 농도가 적정 범위에 도달해야 하는데 음식을 비롯하여 입으로 들어간 모든 것은 장 점막을 통과한 다음 간에서 대사되는 과정을 거쳐야만 한다.

이 때문에 아무리 비타민C를 많이 먹어도 즉각적인 약효를 보기는 어렵다. 장관계용량(bowel tolerance)이라고 하여 흡수 할수 있는 한계도 있고, 혈중 비타민 농도가 일정 수준 이상으로 올라가지도 않는다.

그런데 영양소가 구강을 거치지 않고 혈관으로 바로 투여되는 경우 장 흡수와 간대사의 영향을 받지 않기 때문에 이 문제가 해결된다. 따라서 빠르게 치료농도에 도달할 수 있다. 세포로 영양소를 직접 배달하는 것이다.

요컨대 영양치료는 특정 영양소를 위장 등의 장기를 거치지 않고 곧바로 정맥에 투입해 혈중 농도를 올리고 이를 통해 병든 세포에 영양을 공급해서 건강한 세포로 바꿔주는 치료법이다. 비타민, 미네랄 등의 미세 영양소를 충분히 보충해주면 세포 속 대사 기능과 해독 기능이 정상화되기 때문이다.

영양치료, 현대에 더 의미 있다

나 역시 기능의학에 관심을 갖고 접근하다보니 2015년부터는 자연스럽게 영양치료에 대해 파고들기 시작했다. 무엇보다도 톰 라빈의 저서 'Principle of Prolotherapy'를 읽고 영양치료에 대해 큰 감명을 받았다. 프롤로테라피 후 환자의 반응이 다르게 나타나는 것에 대한 고민을 하면서 이전에 읽었던 principle of prolotherapy를 다시 읽어보았는데 전에는 아무 생각 없이 넘어갔던 대목들이 이번에는 좀 더 생생하게 머리에 들어와 꽂혔다.

영양치료는 무엇보다 현대에 와서 더 큰 의미를 갖는다. 현대인은 만성적인 비타민과 미네랄 부족에 노출되어 있기 때문이다. 과거에는 음식으로 충분히 비타민과 미네랄 등을 섭취할 수 있었지만, 지금은 사정이 달라졌다. 내량 생산 과정을 거쳐 쏟아져 나오는 가공식품의 섭취가 늘어나면서 영양소의 불균형이 초래되는 경우가 크게 늘어났다.

공인된 칵테일

마이어스가 문을 연 영양치료는 초창기에는 별로 인정받지 못했지만 비타민과 미네랄이 질병의 예방과 치료에 효과가 있다고 알려지면서 크게 확산되었다. 2000년대 이후 마이어스 칵테일은 공인된 치료법으로 평가받고 있고 오늘날 많은 의사들이 마이어스 칵테일 요법을 사용하고 있다.

물론 아직도 의료계 일각에서는 영양치료의 과학성에 의문을 제기하는 경우도 있다. 그러나 실제 임상적으로는 특히 병명 없는 불편함 등 만성 질환에 효과가 있음을 확인할 수 있다. 무엇보다 오랜 시간 몸의 밸런스가 무너져서 생긴 증상일수록 영양치료가 적합한 치료 방식으로 인식되고 있다.

최근 영양치료는 그 영역을 계속 확장해 나가고 있다. 질병 치료 목적을 넘어 건강한 사람들도 건강 유지 차원에서 주사를 맞는다. 초기엔 비타민과 마그네슘 등으로 이뤄진 마이어스 칵테일이 중심이었지만, 현재는 영양수액의 종류가 매우 다양해져서 여러 가지 물질들이 함께 사용된다. 감초주사, 마늘주사, 백옥주사(글루타치온), 신데렐라 주사(치옥트산) 등이 광범하게 사용되는 추세이다.

08
몸은 하나로 연결되어 있다
(통합의학)

현대의학의 발전은 눈부시다. 의료기기와 수술 기술은 물론 약물의 개발과 발전이 이뤄낸 성과 덕분이다. 하지만 수술이나 약물은 근본적인 치료가 될 수 없는 경우가 많다.

정형외과에서 많이 보는 근골격계 질환의 예를 들면 근육이 손상되었을 경우, 현대의학의 진통제나 소염제는 단지 통증만 줄여 줄 뿐, 근본적으로 근육 자체를 다시 살려내지는 못한다.

본질적인 치료는 인체가 근육을 재생시킬 수 있는 조건과 환경을 만들어 주는데 있다. 이것은 약물과 수술의 영역이 아니라 무조건 '인체의 재생능력'과 관련된 일이다.

인체의 각 기관들은 모두 역할과 기능이 다르지만 독자적으로 존재하지 않고 긴밀하게 서로 연결되어 있다. 한쪽에 이상이 생기면 다른 쪽에 또 다른 문제가 생긴다. 따라서 진단받은 병명뿐 아니라 인체 전체를 이해하고 전신적 차원에서 접근하는 의학적 시각이 매우 중요하다.

현대의학은 특정 증상에 '병명'을 붙여 개념화하고, 그에 따라 검증된 수술법과 약물을 사용하는 매뉴얼 치료에 있어 이미 상당한 수준에 이르렀다. 하지만 이렇게 '병명'으로 제한되는 한 분야의 치료가 아니라 인체를 하나의 통합된 유기체로 보고 전신적 치료를 추구해야 한다는 목소리 또한 더 커지고 있다. '병명'은 병변에 국한되어 정의된 개념일 뿐이기 때문이다. 이 같은 문제의식에서 비롯된 것이 바로 통합의학 개념이다.

통합의학이란?

통합의학(integrative medicine)은 보완의학과 기존의 정통의학이 혼합된 의학을 말한다. 이는 주로 도수치료, 주사치료를 포함하고 대체의학적인 개념까지 접목한 광범위한 치료법을 일컫는다.

미국은 이미 상당 부문 통합의학모델을 채택하고 있다. 환자가 보완요법이나 대체의학적인 치료를 원하면 의사와 상의할 수 있다. 의사는 특별한 위험이나 부작용이 없다고 판단될 경우 치료방법으로 보완대체요법을 포함시킨다. 그러나 우리나라의 경우 이와 같은 통합의학시스템이 아직까지는 정착하지 못하고 있다.

시리악스 정형의학

통합의학의 일환으로 내가 참여하고 있는 곳이 시리악스 정형의학연구회다. 시리악스 정형의학(Cyriax Orthopedic Medicine)은 제임스 시리악스(James Cyriax)라는 영국 의사에 의해 창안되었다. Cyriax는 1904년 런던에서 태어나 캠브리지 대학을 졸업하고 1921년에 의사가 된 사람이다.

Cyriax는 근골격계 질환의 진단과 치료에 평생을 바쳤다. 그는 근골격계 분야의 치료법인 '정형의학(Orthopedic Medicine)'을 확립했다. (정형의학의 개념에는 진단과 주사, 도수치료, 운동치료 방법까지 포함된다.)

시리악스는 의학사에서 연관통(referred pain)의 개념을 정립한 것으로 유명하다. 연관통은 손상 받은 장기나 신체 부위가 아닌, 다른 곳에서 느껴지는 통증을 말한다. 예를 들면 심장에 이상이 있을 경우 왼쪽 손바닥이나 새끼손가락에서 통증이 느껴진다거나, 간에 이상이 있을 때 오른쪽 어깨의 뒤쪽에서 통증이 느껴지는 경우 등이다. 이 연관통 개념은 이후 연부조직 질환을 진단하는 초석을 제공하고 '프롤로테라피'가 탄생하게 된 기초를 제공했다.

시리악스는 허리 통증의 주원인이 디스크에 있음을 강조했고 이를 치료할 때는 '도수치료'와 '주사치료'를 병행한다는 원칙을 정립했다. 또한 심층 마찰 마사지(deep friction massage)라는 고유의 도수치료 방법을 정립해서 사람들이 보다 쉽게 도수치료에 입문할 수 있게 했다.

Cyriax는 그 당시의 주류 의료계에서는 소외받았지만, 이후 카이로프랙터, 정골의사, 물리치료사들에게 많은 영향을 주었다. HHPF 교과서라 불리는 ligament and tendon relaxation treated by prolotherapy 라는 책에서 "진단방법은 Cyriax 책을 참고하라."고 규정되어 있을 정도다.

질병에 대한 전신적 관점

통합의학은 환자의 고통이 어디에서 왔는지 다양한 가능성을 먼저 파악하고자 한다. 어떤 경우에는 하나의 원인에 뿌리를 두고 여러 가지 증상이 동시에 나타날 수도 있다.

이를테면 어느 환자가 내과도 가고, 정형외과도 가고, 정신과도 가봤는데 알고 봤더니 모든 증상의 원인이 중금속 중독에 있을 수 있다. 이런 문제에 대응하기 위해 의사는 발생 가능한 여러 가지 가능성을 열어놓고 마치 수사를 하듯이 질병의 원인을 찾아내야 한다.

예를 들어, 두통을 호소하는 환자가 왔다고 하자. 머리가 아프다는 환자의 말만 듣고 단순히 결론을 내린다면 의사는 '두통약'을 처방하는 것으로 자기 역할을 다할 수 있다.

하지만, 환자를 자세히 관찰해 보니 걸음걸이가 이상하다는 점이 눈에 들어왔다. 걸음걸이가 바르지 않으면 목뼈가 틀어지고, 목뼈가 뒤틀리면 두통이 발생한다. 결국 두통약 이전에 걸음걸이를 바르게 하거나 목뼈를 바로잡는 치료를 병행해야 근본적으로 두통을 해결할 수 있다. 이렇게 보는 방식이 통합의학의 관점이다.

눈이 커져서 고마워요

작은 사례를 들어보자. 한번은 어깨 통증을 호소하는 환자를 만났다. 환자는 '어깨'가 아프다고 했는데 진찰을 하다보니 아무래도 어깨 문제가 아니라는 생각이 들었다. 내가 의심한 것은 안면 마비였다. 잘 알려져 있지 않지만, 안면마비가 오면 사람은 몸 전체가 틀어진다. 안면마비가 온 쪽의 눈이 잘 안 보이기 때문에 자꾸 몸이 틀어지게 되는데 그 경우, 목 쪽에 있는 신경을 누르게 되고, 그러다보면 귀가 잘 안 들리는 증상이 나타난다.

처음에는 환자의 말대로 목을 치료 했는데 자꾸 재발을 했다. 게다가 환자의 눈에 눈곱이 자꾸 끼는 게 보였다. 내가 환자분께 아무래도 안면마비가 의심스럽다는 이야기를 했더니 환자가 이렇게 말했다.

"그렇지 않아도 약한 안면마비 증세가 있었습니다. 벌써 3~4년 전 다른 대학병원에서 치료를 시도했는데 의사 선생님이 '이거 안 낫는다.'고 했고 그 뒤로 포기하고 살았습니다."

환자가 미리 정보를 주지는 않았지만, 내 추리가 어느 정도 맞아 떨어지는 느낌이 들었다. 곧장 하이드로다이섹션(hydro-dissection)으로 환자의 안면마비를 먼저 치료했다.

하이드로다이섹션은 우리말로는 '말초신경박리술'로 번역된다. 말초신경박리술은 손목터널증후군(carpal tunnel syndrome)처럼 신경이 눌려 있는 부위에 약물을 주사하거나 초음파로 신경 주위를 약물을 넣어서 유착이나 눌림을 풀어주는 치료 방식이다.

그 환자는 결국 하이드로다이섹션 치료를 통해서 어깨는 물론 안면마비 증상까지 많이 회복되었다. 환자분의 인사 말씀이 기억에 남는다.

"안면마비로 눈이 잘 떠지지 않았는데 지금은 상당히 떠져요. 눈이 커지게 해주셔서 너무 고맙습니다."

혈액순환의 중요성

혈액순환을 강조하는 오스테오패시 역시 전신적 관점을 추구하는 대표적인 의학이다. 정형외과는 전통적으로 현재 나타난 병변[39]에만 일단 집중한다. 그러나 오스테오패시(Osteopathy)는 기본적으로 혈액순환에 목표의식을 둔다. 모든 질병이 '피가 잘 돌면 병이 낫는다.'고 생각하기 때문이다.

나이가 들수록 질병의 위험이 높아지는 이유도 혈액순환 때문이다. 사람은 나이가 들면 누구나 동맥경화가 온다. 어느 정도 수준인지의 문제만 있을 뿐이다. 동맥 뿐 아니라 정맥에도 문제가 생긴다.

피가 잘 안도는 상황은 초음파로 봐도 알 수 있다. 이때 혈전 같은 원인을 찾아서 치료해 주고 혈액순환을 조금만 도와줘도 훨씬 쉽게

---

39 병변(lesion, 病變) 병적작용에 의해 인체와 체액 등에 일어난 변화.

치료를 끌고 나갈 수 있다. 정맥순환이 안되면 정맥을 치료하고, 동맥순환이 잘 안 되면 동맥을 치료한다. 이렇게 하면 환자의 통증이 크게 개선되는 경우가 많다.

영양치료를 했을 때, 인체가 정상을 되찾는 이유 역시 모세혈관 때문이다. 인체는 모세혈관을 통해 산소와 영양을 공급받고 노폐물을 내보낸다. 모세혈관이 제 기능을 잘하면 우리 몸은 자기 재생 원리에 따라 자연스럽게 회복된다.

전인적 치료, 복합치료

현대의학이 질병을 극복하는 과정에는 여러 가지 치료법들이 동원된다. '질병 퇴치'라는 목적지로 가는 길은 처음부터 매우 여러 가지가 있는 셈이다.

통합의학의 범주에는 주사치료와 영양요법은 물론 도수치료, 운동치료, 충격파 치료 등도 모두 포함된다. 이렇게 크고 작은 다양한 방법을 동원해서 복합적인 치료를 한다. 이때 의사는 주사 치료의 효과가 없으면, 영양치료로 전환하는 식으로 해당 환자에게 가장 적합한 치료법을 제시한다.

환자의 사회적인 상황이나 여건도 고려한다. 이를테면 청소년 같은 경우는 시간이 걸리더라도 안정적인 치료를 중시하지만, 성인의 경우엔 빠른 직장 복귀를 위해 치료시기를 앞당길 수 있는 주사 치료 등 빠른 방법론을 제시한다.

치료방법의 선택에 있어서 환자의 경제적 사정도 배려한다. 예를 들어 도수치료로 10회를 해야 하는 환자라고 해도 환자의 재정 상황이 좋지 않을 때는 다른 방법들을 모색해 준다. 특히 요즘 의사들은 치료법 선택에 있어 환자의 보험 적용 문제도 함께 고민한다.

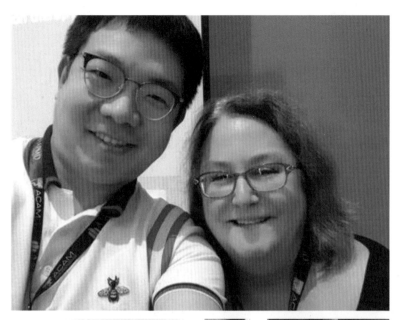

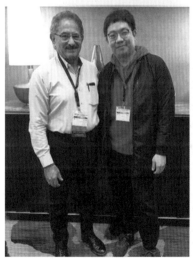 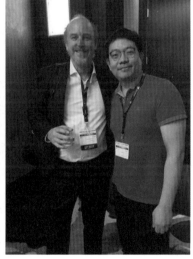

라스베가스에서 ACAM열린 학회. 위쪽부터 ACAM faculty Dorothy Merritt,
아래 좌측 ACAM 회장 Ahvie Herskowitz, 우측 Dr. Shade와 함께.

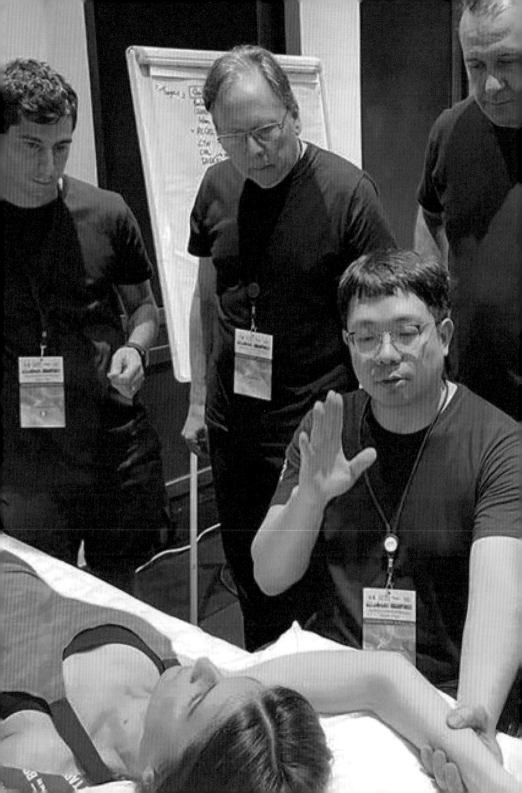

4부

의사를 가르치는 의사

01

1년에 40번 넘게 강의하는 의사

2015년 11월 쯤 300~400명이 모인 자리에서 비수술치료에 대한 첫 발표를 한 이후부터 강사로 활동을 시작했다. 2016년부터는 시리악스 정형의학연구회[40]에서 본격적인 강의를 했다. 초음파와 해부학에 대한 강의였다.

그렇게 시작한 강의를 지금은 1년에 거의 서른 번 정도 한다. 여기에 해외 강의 10회 정도를 합치면 국내외 도합 40번 정도 강의를 하는 편이다. 거의 1~2주에 한번은 강의를 나가는 셈이다. (대개는 충격파, 오스테오패시, 초음파 등에 관한 강의들이다.)

내가 학술이사로 활동 중인 '시리악스 정형의학 연구회'에서는 의

---

40 시리악스 이론의 보급을 위해 만들어진 국내 학회. 시리악스 정형의학(Cyriax Orthopedic Medicine)은 영국의사 시리악스(Cyriax)가 창안한 근골격계질환의 진단과 치료법이다.

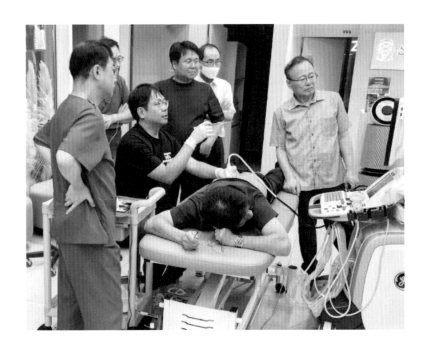

료계의 새로운 트렌드와 기능의학을 주제로 관련된 강의를 1년에 8회 가량 진행한다. 충격파, 오스테오패시, 초음파는 모두 워크숍으로 실제 환자를 어떻게 보고, 치료하는지 실제 보여주면서 가르치는 과정이다. 이외에 초음파 강사를 위한 교육도 2주에 한 번씩 진행하고 있다.

종종 자유 주제로 강의가 부여되기도 한다. 원래 다른 선생님들 강의는 주제와 내용이 각각 다 정해져 있지만 내 강의에 대해서는 '토픽 리뷰'를 하라고 한다. 하고 싶은 주제로 알아서 하라는 얘기다.

외국 의사들에게 강의를 시작하다

이상하게 들릴 수도 있지만, 내가 해외 학회를 열심히 다니게 된 이유는 뜬금없는 자만심 때문이었다. 2015년경 '이제 더 배울 게 있나?'라는 생각이 들면서 동시에 '다른 나라의 의사들과 비교해서 나는 과연 어느 정도 수준인지?' 궁금증도 생겼다. 그것이 해외 세미나를 참석하게 된 첫 동기였다.

하지만, 해외 학회에 참가해 외국의 첨단 의료이론에 대한 강의를 들으면서 내가 얼마나 우물 안 개구리였는지 깨닫기 시작했다. 그것은 새로운 세계를 만난, 일종의 지적 축복이었다. 해외 학회에 참여하면서 시야가 넓어지고, 앞으로 무슨 공부를 어떻게 해야겠다는 방향까지 감을 잡을 수 있었다. 한국에서는 아무도 멘토링 해주지 못했던 부분들도 확신을 갖고 나아갈 수 있었다.

외국의 의사들에게 배우기만 한 것은 아니었다. 학회에서 다른 나라 의료진들과 교류를 갖다 보니 시간이 점점 지나면서 오히려 내가 더 잘하는 부분도 있고, 그들이 빼먹고 있는 missing link도 있다는 사실이 눈에 들어왔다. 이에 대해 적극적으로 어필을 하다 보니 자연스럽게 강의 기회가 찾아왔다.

특히 HHPF가 주관하는 온두라스와 과달라하라 미션트립

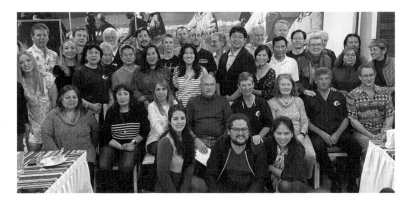

HHPF가 주관하는 온두라스와 과달라하라 미션트립(Mission trip).

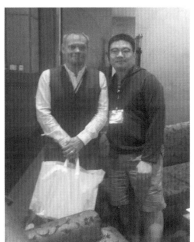 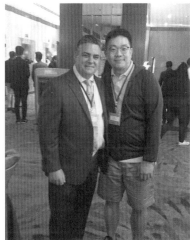

2018년 방콕에서 열린 A4M 학회. IBCMT(중금속해독) 강사 Raymond Pahlplatz (왼쪽)
그리고 Andrew Heyman(오른쪽)과 함께.

(Mission trip)에서 내가 초음파로 환자를 치료하는 모습을 지켜본 외국 참가자들이 본인들의 학회에 나를 초청하기 시작했다.

일단 한번 강의를 시작하자 여기저기 불려가기 시작했고 결국 유럽, 아시아, 아메리카 등 전 세계의 학회들을 돌아다니게 되었다. (ESP라는 그룹에 한국 대표로 강사 등록이 되어 있다.) 나중에는 일본, 미국은 물론 타이완과 홍콩에서도 강의를 하게 되었다.

인천터미널 정형외과를 개원한 이후, 2018년~2019년 사이에 10여 차례 나갔다 왔다. 하지만 2020년 멕시코 미션을 마치고 돌아올 무렵부터, 코로나로 인해 출입국 통제가 시작되었다. 그 때문에 줌 (ZOOM)을 통해 강의하는 일이 많아졌다. 해외 발표는 프롤로테라피, 하이드로다이섹션, 충격파 위주로 진행하며 Q&A 시간에 기능의학에 대한 내용을 알려주는 경우가 많다.

우리나라의 강의는 "카더라~"로 이야기하는 경우가 많지만 해외 강의는 이런 식으로 해서는 안 된다. "어느 책에 이렇게 나와 있다, 어느 정도 용량을 어떻게 써야한다!"고 정확히 알려줘야 한다. 이런 세부적인 의문을 해소해주지 못하면 강사로 인정받기 힘들다.

MSKUS approach to
- Ankle -

Incheon Terminal Orthopedic Clinic
Yong-Hyun, Yoon

((mskus(

KAC⊙M
CYRIAX

코로나 때문에 인터넷으로 진행된 2020년 MASK 강의

　병원을 운영하는 입장에서 해외에 강의를 하러 다니기에는 여러 가지 부담이 따른다. 해외 강의 일정이 잡히면 병원을 여러 날 동안 비워야 하는데, 개원의가 이렇게 하기란 현실적으로 쉽지 않다. 경제적으로 많은 손실을 감수해야 하고, 종종 환자들에게 욕을 먹기도 한다. 진료 중간 중간 강의를 준비하고, 진료 끝나고 비행기 타고 날아가서 강의하고 다시 새벽 비행기로 돌아와서 진료에 복귀해야 하는 힘든 과정을 거쳐야 한다.

윤용현의 강의를 어려워하는 이유

강단에서 수강생들을 접해보면, 많은 의사들이 '오늘 배워서 내일 써먹을 수 있는 방법'을 원하는 경우가 많다. 하지만 나는 무엇보다 치료의 근본적인 원리를 납득시키는데 중점을 둔다. 그러다 보니 내 강의를 어렵게 여기는 수강생들이 많다.

수강생들은 "어디가 아프면 여기를 찌르면 된다!" 이런 강의를 좋아하지 "여러 가지 옵션이 있는데, 이런 이유 때문입니다. 이 지점을 이해하고 다가가야 합니다."라는 식의 강의는 별로 좋아하지 않는다. 그래서인지 내 강의는 일부 매니아층이 있긴 하지만 대부분은 어렵게 여기는 경우가 많다.

강의의 하이라이트는 질문 시간이다. 나는 다른 학회에 수강생으로 참여할 때, 모르는 부분을 강사에 집요하게 묻는 경우가 많다. 그 때문에 역으로 내가 강의하는 입장에 있을 때는 완벽한 자료를 준비한다. 수강생들은 어떤 질문을 해도 질문만 하면 내가 관련 자료를 제시하면서 답변을 하기 때문에 놀라워하는 일이 많다.

처음에는 인정하지 않았던 친구들도 그런 모습을 몇 번 보다보면 '아, 지독한 인간!' 이렇게 나온다. 미국에서도 내 강의를 듣던 외국인들은 Crazy guy, Superhuman 등의 표현을 한다. 도수치료, 충격파, 주사, taping, 영양치료, 줄기세포 등을 종합적으로 진행하니 '이런 것들을 언제 배웠느냐?'며 신기하게 생각한다.

이름난 해외 학회에 강사로 초빙받기란 쉽지 않다. 어지간한 병원에서 의사 선생님들이 프롤로를 할 줄 안다고 말하지만 실제로 미국에 가서 관련시험을 통과하고 온 사람은 소수에 불과하다. HHPF 메디슨 코스를 이수하고, mission trip에 참여하여 Faculties 지도하에 제대로 배운 사람은 채 10명이 되지 않는다. 특히 프롤로테라피에 대해서 강의를 할 정도의 사람은 별로 없다.

끝까지 물어 본다

1~2주에 한 번씩 강의를 나가기는 하지만, 동시에 나는 내가 모르는 부분에 대해서 계속 배워 나가야 하는 영원한 의학도이다. 항상 배움의 자세를 가져야 할 의학도로서, 나의 기본원칙은 모르는 것은 끝까지 물어본다는 것이다.

세계체외충격파 치료학회(ISMST)에 참석했을 때였다. 궁금한 사항을 매 시간마다 집요하게 질문했다. 내가 얼마나 끈질기게 질문 공세를 했던지 나중에는 다른 청중들한테 불만이 터져 나왔다.

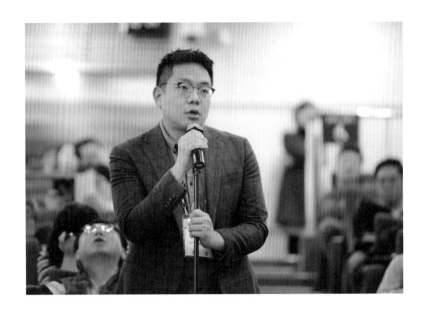

"제발 질문 좀 그만합시다! 닥터 윤 때문에 컨퍼런스가 30분씩 지연되고 있습니다!"

하지만 나는 절박한 사정이 있었다. 같은 질문에 대해 우리나라에서는 대답해 주는 사람이 아무도 없었기 때문에 나로서는 그 기회가 아니면 해답을 얻을 곳이 없었다. 애당초 많은 시간과 비용을 들여 해외 세미나에 참석한 목적 자체가 그 질문을 위한 것이기도 했다.

영어도 잘 안 되는 동양인이 꼬리에 꼬리를 물고 계속 질문공세를 해대면 주최 측이건, 다른 수강생들이건 별로 좋아하지는 않는다. 하지만 나는 굴하지 않았다. 쏟아지는 눈치와 시선에도 불구하고 '나는 수강료를 냈기 때문에 물어볼 자격이 있다.'고 스스로 정당성을 부여해가며 끝까지 물어보곤 했다.

다행히 해외 세미나에서는 일단 수강료를 내고 들어가면 강사가 정말 최선을 다해서 답변을 해주는 문화가 있다. 나로선 그런 모습이 너무나 좋았다.

이를 테면 같은 증상임에도 불구하고 사람에 따라 도수 치료를 했을 때와 충격파를 했을 때 반응이 달랐다. '왜 그럴까?'에 대한 나의 궁금증은 국내 학회에서 그 해답을 찾을 수 없었다.

국내에서는 궁금한 내용을 물어봐도 제대로 가르쳐 주지 않거나 뭉개고 넘어가는 경우가 많았다. 강사들에게 질문을 던지면 대답을 회피하면서 "공부하라."는 말만 되풀이 했다. "무슨 책으로 공부해야 되느냐?"라고 반문하면 대답을 해주지 않고, "시간이 지나보면 알겠죠."라고 넘어가는 분들도 있었다.

이런 상황에서 계속되는 질문은 공허한 질문이 되거나 아니면 다른 선생님들에 대한 '공격'으로 비춰지는 경우가 많았다. 나로선 답답한 노릇이었지만, 우리 의료계의 풍토가 그랬다. 모르면 '모른다', 경험이 없으면 '경험이 없다'고 이야기를 해주면 좋은데 우리 문화에서는 강사가 이를 솔직하게 인정하지도 않고, 속 시원히 가르쳐주지도 않는다.

예를 들어 '내가 MTHFR 유전자가 있고, 녹내장이 있고, 가족력도 있는데 어떤 치료를 해야 되는가?'를 물어보면 다들 "책 찾아보세요."라는 말만 할뿐 뭔가 확실한 해법을 알려주지는 않았다. 무슨책을 봐야 되는지도 알려주지 않고 어떤 자료를 봐야 되는지도 알려주지 않았다.

심지어 어떤 강사는 내가 자신에게 질문했던 사실을 기억을 못하고 있다가 나중에 다른 자리에서 나한테 똑같은 질문을 하는 황당한 일도 있었다.

하지만 미국 학회에 가서 같은 질문들을 던져보니 명쾌하고 딱 부러지는 답변이 나왔다. "그것은 호르몬 때문이야!" "그 경우는 영양 때문에 그래!" "그때는 이런 운동이 좋아!"라는 식으로 명쾌한 해답을 주는 경우가 많았다. 그렇게 집요한 질문을 통해 궁금증을 하나씩 해결하는 경험이 쌓이기 시작하면서 신뢰감은 더 커졌다.

그렇게 해외 학회를 통해서 체외충격파에 대한 자신감이 생겼다. 도수치료, 초음파 등도 비슷한 과정을 거쳤다. 워크숍과 세미나에 참석하고, 강의가 끝난 후에는 강사들에게 쫓아가서 계속 물어보고 정확하게 대답을 들었다. 이해가 안 되면 다시 물어보고, 다시 한국에 돌아와서 진행해 보고 다시 나가서 또 물어보는 과정을 여러 해 동안 반복했다.

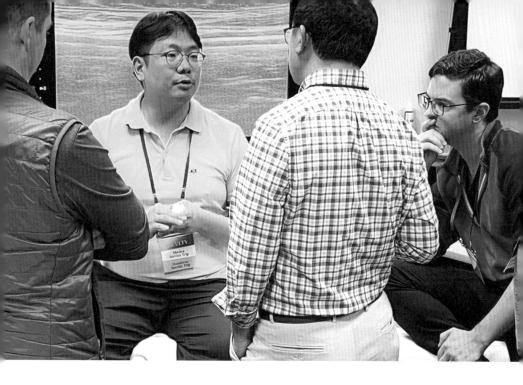

　예전에는 그렇게 내가 궁금히 여기던 질문 하나를 던지기 위해 수천 km를 날아가 해외학회에 참석하는 열혈 수강생이었지만, 지금은 다른 나라 의사들에게 강의를 하러 1년에 10번 이상 외국행 비행기에 오르고 있다. 격세지감이 느껴진다.

02

해외 자격증을 계속 취득한 이유

　우리나라 의사들은 일단 전문의 시험에 합격한 뒤로는 더 이상 시험공부를 하지 않으려는 성향이 있다. 하지만 나는 전문의 시험에 합격한 이후로도 여러 가지 자격증에 도전했다.[41] 그것들은 대부분 외국의 학회가 인증하는 자격증 시험이었다.

　내가 해외 학회에 열심히 참여하고 자격증까지 취득하게 된 이유는 해당 분야에서 최고의 권위를 갖고 있는 학회의 공인된 의학을 정석대로 배우고 싶었기 때문이다. (아직까지 우리 의료계에는 주먹구구식이 너무 많다. '이렇게 하면 된다더라', '누가 이런다더라' 같

41　그동안 내가 취득한 자격증은 미국 노화방지 전문의(ABAARM), 캐나다 오스테오패시 면허(DOMTP), CCT(Certified Chelation therapist), 국제 중재적 통증의학 전문의(FIPP), 국제 중재적 초음파 전문의(CIPS), 미국 초음파자격 인증의(RMSK), 미국 프롤로자격 인증의(IROM-C) 등 이다. ISMST도 시험을 보고 certification을 받았다.

은 '카더라~'식 강의가 많고, '논문에 이렇게 나왔는데 내가 하니 이 랬다'는 내용이 너무 많다.)

또 한 가지는 단순히 논문만으로는 알 수 없는 의료 실무의 디테 일에 접근하고 싶기 때문이었다. 물론 공개된 논문만으로도 대강의 내용은 파악할 수 있지만, 실제 질병을 치료하기 위한 세부 디테일 은 논문만으로는 알 수 없는 경우가 많다.

세계 최고의 암치료 전문 병원으로 손꼽히는 텍사스대학교 〈MD 앤더슨 암센터〉[42]는 엄청난 임상경험을 축적하고 있다. 〈MD앤더슨 암센터〉는 모든 환자의 상태에 따라 각 환자마다 독특한 치료 계획 을 세우기 위해 '정확한 진단'에 많은 역량을 투여한다.

이를 위해 앤더슨의 병리과에는 의사만 80명 이상이 근무하는 것 으로 알려져 있다. 항암제에 있어서도 세계 최대의 임상 시험 기지 를 자처하고 있을 정도로 다양한 최신 항암제를 동원하고 있다.

이같은 첨단 의료 현장의 기술력을 제대로 배우려면 단지 논문형 태로 쓰인 몇 페이지짜리 문건만으로는 부족할 수밖에 없다.
예를 들어 논문에 '00항암제를 쓰면 좋다.'라고 언급되어 있다 하

---

42 2천명의 의사, 2만명의 직원이 근무하는 종양학 분야 미국 최고의 병원. 암 연구, 진단 및 치 료를 통해 세계에서 가장 영향력 있는 암 센터.

더라도 실제 현장에서는 별도의 노하우가 있게 마련이다. 어떤 항암제를 1 2 3 4로 쓰는지 2 3 1 4로 쓰는지에 따라 효과가 달라지기 때문이다. 미묘한 약물 배합비율이나, 배합순서 등 치료효과를 높일 수 있는 세부 기술은 또 다른 영역이다. 논문만 읽어봐서는 이를 알 수 없다.

한국 의사들 중에는 논문 몇 편만 보고 자기가 해당 사항을 다 파악했다고 착각하는 분들이 많다. 그러나 의학을 단순히 논문으로 배우는 것은 연애를 책으로 배우는 것과 비슷한 일이다.

내가 해외학회를 자주 나가는 이유도 그 논문을 쓴 사람이 실제로 어떻게 생각하는지 직접 만나보고, 얘기를 나눠보고 싶은 욕구 때문이다. 논문을 한 편 쓰려면 다른 논문을 200에서 300편 가량 봐야한다.

이를 토대로 실험을 계획하고 실험 성공 이후 다시 토론 등을 거쳐 논문을 수정한다. 이런 과정을 통해 생산된 논문 작성자와 실제 얼굴을 보고 대화를 하고 싶은 욕구가 있었던 것이다.

정형외과 의사 중 최초의 CIPS

세계통증학회(World Institute of Pain, WIP)[43]에서 주관하는 자격증 중에 CIPS와 FIPP가 있다. FIPP(Fellow of Interventional Pain Practice)는 국제 중재적 통증전문의로 번역되고 CIPS(Certified Interventional Pain Sonologist)는 국제 중재적 초음파 전문의로 번역된다. 나는 이 두 가지 시험 FIPP, CIPS를 모두 치렀다.

초음파 강의를 한지 워낙 오래되다 보니 CIPS 시험은 비교적 편하게 볼 수 있었다. 하지만 FIPP는 상당히 어려웠다. 우리나라와 다른 의료 환경 속에서 비롯된 그들의 말과 행동이 일단 낯설고, 당시에는 통증을 조절한다는 마취통증의학과적인 생각보다는 '몸을 재생 시켜야한다.'는 생각으로 머릿속이 가득 차 있었기 때문에 더욱 어려움이 있었다.

CIPS, FIPP 등 재생의학 관련 자격증들은 대개 실기시험이 있다. 실기시험에는 '모의환자'가 나온다. 모의환자를 불러다 놓고 시험관이 '이 사람은 목이 아파서 왔으니, 진찰해보시오.' 식의 과제를 준다.

---

43 WIP (World Institue of Pain) 통증치료 분야에서 세계적으로 유명한 단체 중에 하나. 해마다 전 세계 수 백 명의 의사들에게 FIPP 자격증을 발급한다. 설립자의 한사람인 Racz는 락츠 카테터(catheter:체강 또는 내강이 있는 장기 내로 삽입하기 위한 튜브형의 기구)를 개발하여 신경성형술을 시작했다.

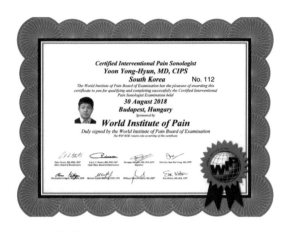

WIP가 인증한 CIPS 자격

응시자는 일단 자기소개를 한 뒤에 환자를 체크하고 진찰을 시작한다. 시험관은 그 과정을 계속 살펴본 다음 초음파로 환자의 상태를 진단하는 과정 전반을 확인하면서 점수를 매긴다.

이렇게 몇 명의 환자를 진료하는 과정을 모두 살펴 본 감독관이 점수를 매기고 이 점수가 합격점을 넘어야 자격증을 부여한다. (주사를 놓는 대목에서는 실제 카데바(cadaver)에 주사를 놓는 방식으로 시험을 본다.)

한국 정형외과 의사 중 FITP랑 CIPS를 모두 갖고 있는 사람은 나 밖에 없다. CIPS와 FIPP 취득 당시 우리나라 정형외과 의사 중 CIPS, FIPP를 갖고 있는 사람은 없었다. 내가 첫 합격생인 셈이다.

A4M

가장 어려웠던 해외 자격증 중에 하나는 미국 항노화 전문 자격증이었다. 기능의학에는 여러 가지 분파가 있는데 그 중 미국에서 가장 유명한 두 개의 학회가 있다. 하나는 IFM(Institute for Functional Medicine)이고, 또 한 곳은 A4M(The American Academy of Anti-Aging Medicine)이다. 이 중 A4M은 단체 이름에 A가 4번 등장하기 때문에 흔히 A4M이라고 불린다.[44]

나는 A4M에 주로 참여하고 IFM 쪽은 많이 가지 않았다. 주관적인 느낌이겠지만, 왠지 IFM은 다소 보수적으로 느껴진 반면 A4M은 뭔가 젊은 느낌이 있어서 좋았다.

A4M은 시험을 보기 위해서 까다로운 조건들을 요구한다. 일단 시험 전에 봐야 할 책이 너무 많다. 시험을 치르기 위해 봐야하는 추천 도서목록을 보다보면 '이렇게 하면서 까지 꼭 시험을 봐야 되나?' 하는 생각이 들만큼 많은 책을 봐야 한다.

또한 월드 컨퍼런스를 2회 이상 참여해야 필기시험과 실기시험을 보고 오럴테스트에 응시할 수 있다. 나 역시 동남아시아와 미국에서

---

44 A4M은 '미국항노화학회'로 번역된다. 나는 A4M, 미국항노화학회 정회원이다.

개최하는 월드 컨퍼런스에 참여한 뒤에야 필기시험을 볼 수 있는 자격을 얻었다.[45]

2017년에 라스베가스에서 개최된 A4M 월드컨퍼런스는 상당한 충격이었다. 일단 학회 행사에 수 천 명의 의료인들이 운집한 모습 자체가 매우 장관이었다. '이렇게 많은 사람들이 이런 학회에 참여하는구나!' '이렇게 활발하게 리서치가 이루어지고 있구나!'라는 사실 자체로 매우 인상적이었다.

무엇보다 궁금한 내용을 물어봤을 때 강사들이 친절하고 시원하게 답해주는 것이 특히 인상적이었다. 한국인인 나로서는 영어로 빨리 대화를 하다 보면, 못 알아듣는 부분도 있고, 놓치는 부분들도 있는데 그때 마다 강사가 세심하고 친절하게 알려주었다.

그때부터 컨퍼런스에 열심히 참여했지만, 항노화 전문의 자격시험까지 치르기에는 매우 힘들고 어려운 과정을 거쳐야 했다. 일단 한국인으로서 미국식 의료 문화와 그들의 생각을 이해하기가 너무 힘들었다. 미국의 의료시스템, 보험제도 등을 잘 모르는 상태에서 그들의 표준에 맞춘 진행을 해야 했고 가족력, 유전, 질환의 카테고리도 전혀 달랐기 때문에 어려움이 클 수밖에 없었다.

---

45 2017년 12월 Lasvegas에서 개최한 A4M학회에 참가하였고, 2018년 9월 Thailand에서 개최한 A4M학회에도 참가하였다.

우리나라는 '시험보기 위한 의학'을 하다 보니 하나는 알고 둘은 모르는 의학공부를 하는 경우가 많다. 의학은 'A라는 병변에 대해 이렇게 처방하고 이렇게 대응하라'는 지침이 대부분 매뉴얼화 되어 있다. 이러한 매뉴얼에 충실하다 보면 결국 a는 아는데 b는 모르고, c는 왜 하는지 모르는 그런 식의 공부를 하는 문제가 생기기도 한다. 즉 총체적인 이해에 기반하기보다는 "이런 경우엔 이런 약" 같은 단편적인 매뉴얼 암기에 치중하는 경우가 많다.

의학의 영역이 너무 방대하고 배우는데 시간이 많이 걸리기 때문에 학부단계에서 불가피한 측면도 있겠지만 어쨌든 결과적으로는 머릿속에 우겨넣기 식으로 공부를 하는 것은 사실이다. 의사시험에서도 어떤 질환에는 어떤 약을 써야한다는 부분이 중점적으로 다루어지고 레지던트들 역시 이런식으로 배우는 경우가 대부분이다.

하지만, 미국의 의료시스템은 달랐다. 미국은 원리 원칙을 이해하느냐, 하지 못하느냐에 집중한다. '왜 그렇게 생각하는데?' '다른 방법은 뭐가 있는데?' 이런 식의 질문이 계속 들어오기 때문에 원리와 역학을 이해하지 못하면 접근이 어렵다. 본질적 원리에 대한 이해를 전제로 아주 세세하고 작은 내용들 까지 다 알고 있어야 한다. 시험과정에서 이를 모두 물어본다.

〈미국 항노화 전문의 자격시험〉은 어찌나 시험이 어렵던지 필기

시험을 보고 나서 '떨어졌다'고 생각했다. 어려운 시험을 처음부터 다시 공부해야 한다고 생각하니 우울한 기분이 들기도 했다. 그런데 막상 결과를 받아보니 다행스럽게도 합격이었다.

필기시험 합격 후에는 오럴테스트를 받아야 한다. 오럴테스트는 면접관과 1대1 대화를 통해 실력을 검증받는 과정이다. 예를 들어 면접관이 "안면신경 마비는 어떻게 접근을 하죠?"라고 문제 상황을 제시하면 수험자는 '증상이 언제 발생했는지를 파악하고, 직업력이나 과거력을 확인하고 기저질환 여부를 확인한 다음에 어떤 테스트를 하고, 시기에 따라서 이런 치료를 한다.'는 식으로 치료 방법을 설명한다.

하지만 오럴테스트에서도 실수를 했다. 미국의 의료시스템이 우리나라와 많이 다르고, 우리나라의 건강검진 개념이 미국에는 없기 때문에 여기에 적응하지 못해 많은 실수를 했다.

우리나라는 건강검진을 통해서 여러 가지 신체정보를 얻는다. 환자는 별도로 검진을 하고 내과 선생님들 혹은 검진 센터에서 큰 것들을 잡아준다. 반면, 미국의 의료과정은 우리나라 같은 건강검진을 하지 않는다. 이 때문에 환자들의 질환이 모니터링 되지 않고 있다가 병을 키워오는 경우가 많다.

오럴테스트를 할 때 나의 실수에 대해 시험관은 "닥터 윤, 왜 그렇게 말을 합니까?"라고 물었고 나는 "우리나라에서는 이렇게 했거든요!"라고 말할 수밖에 없었다. 면접관이 마지막으로 '더 이야기할 내용이 없는지?' 물어봤을 때 "없다."고 했더니 "이런 부분은 왜 이야기하지 않습니까?"라고 피드백을 주기도 했다.

국내에서 〈미국항노화 전문의〉 과정을 모두 이수하고 자격증을 딴 사람은 현재 필자 밖에 없다. A4M active member는 2명이 있으나 우리나라에 ABAARM[46] 자격을 유지하고 있는 사람은 필자뿐이다.

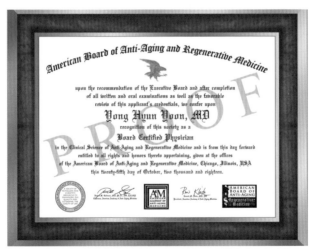

미국항노화전문의(ABAARM) 자격증

---

46   American Board of Anti Aging and Regenerative Medicine(미국항노화전문의)

AAOM

AAOM(미국정형의학회)[47]은 40년의 전통을 가진, 비수술 재생 치료분야에서 가장 권위 있는 학회 중 한 곳이다. 재생 의학 분야의 국제 의료 지도자들이 모여 프롤로와 초음파를 비롯해 PRP, stem cell 등의 부문에서 다양한 교육과 강의를 진행 중이다.

AAOM에 참여하면서 많은 지적 충격을 받았다. 나름 한국에서 초음파를 꽤 잘하는 수준이라 생각했는데 막상 가보니 또 다른 세상이 열리는 느낌이 들었다.

AAOM은 주사를 놓는 방식에서 일단 다른 차원의 가르침을 주었다. 우리나라에서는 주사를 놓을 때 흔들리지 않고 들어가는 것을 최선으로 여겼지만, 미국에서는 모션 팔페이션 (motion palpation)이라는 개념이 있었다.

한국에선 주사 놓을 때 무조건 인플레인(In-plane Motion) 즉 그대로 주사를 보고 들어가야 한다고 가르친다. 나는 아웃오브플레인 (Out-of-plane Motion, OOP)이 편했지만, OOP로 주사를 놓으면 선배들이 "이건 주사를 잘 못 놓는 사람들이 하는 방법이다. 이렇게 하면 실력이 늘지 않는다. 사고가 난다."라고 지적하곤 했다. 이 때

---

47 American Academy of Orthopedic Medicine의 약칭

문에 왠지 OOP방식으로 하다 보면 정석이 아닌 것 같은 고정관념에 사로잡혀 있었다.

하지만 AAOM에서 배운 바는 달랐다. '인플레인이건 OOP건, 각각의 쓰임이 다르기 때문에 상황에 따라서 적절하게 잘 이용해야 하는 것이고, 두 가지 모두 할 줄 알아야 한다.'는 것이었다. 심지어 '주사 한 번 놓을 때 두 방법을 번갈아가면서 동시에 사용해야 더 좋은 결과를 얻을 수 있다.'는 논문까지 나왔다.

이로써 아웃오브플레인(Out-of-plane)도 정석의 하나임을 확인했던 것이다. 우리나라는 그만큼 닫혀 있었다고 말할 수 있다. 외국 나갔더니 오히려 내가 하는 방법이 정석이었던 셈이다.

초음파의 활용법도 달랐다. Dynamic examination은 최근 초음파에서 가장 큰 장점으로 여겨지는 부분인데, 내가 처음 AAOM에 참여했을 당시만 해도 한국에서는 거의 사용하지 않았고, 체계화된 교육도 없었다.

US guided motion palpation, dynamic exam 등은 병변이 있는 부분을 초음파 하에서 눌러보고, 이학적 검사를 하여 좀 더 정확한 진단을 할 수 있는 개념이다. 이런 기술들은 우리나라에선 그 당시에 매우 생소한 개념이었다.

AAOM에서 큰 감명을 받은 뒤부터는 관련 해외 학회를 계속 나갔다. 덴버 컨퍼런스, 칸쿤 워크숍, 과달라하라 워크숍, 플로리다 컨퍼런스를 다녀왔다. 병원을 다른 사람한테 맡겨 놓고, 1주일씩 워크샵을 하고 오기도 했다. 나중에는 아예 AAOM의 코스를 전부 수료하기로 마음먹고 IROM-C[48]에 도전했다.

AAOM이 인증하는 IROM-C는 응시요건부터 매우 까다롭다. 3년 이상의 재생치료 경력과 AAOM의 기초 워크샵을 이수하고 최소 100건 이상의 프롤로 사례를 검증받아야 한다. 이 과정을 통과하면 3시간에 걸친 필기시험에서 70점 이상을 얻은 뒤 실기시험까지 치러야 한다.

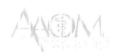

This is to certify that

Yong Hyun Yoon, MD

has successfully completed the prescribed course of study, written examination, and practical testing for the designation of
IROM—C
Certified, Interventional Regenerative Orthopaedic Medicine
by the American Association of Orthopaedic Medicine

November 8, 2017   *Tommy Bond, MD*   *Jonathan Fenton, DO*
Date of Certification   AAOM President   Certification Chairman

IROM-C 중재적재생치료 인증의

---

48 Interventional Regenerative Orthopedic Medicine Certification. 중재적 재생치료 인증의 혹은 미국 프롤로 자격 인증의 라고 칭한다.

MSKUS [49]

MSKUS는 초기부터 미국에서 초음파 분야를 개척해왔고, 지금은 미국 초음파계에서 가장 파워풀한 그룹으로 알려져 있다. 쉽게 말해 다른 학회의 강사들이 초음파를 배우러 오는 곳이다.

내가 AAOM, HHPF 등에서 워낙 초음파를 이용한 치료를 강조하자, 다른 동료들이 "MSKUS를 아느냐?"며 자연스럽게 소개를 해줬다. 해외 지인들의 소개를 받고 MSKUS에 대해 나름 알아보니, 초음파 분야에서 최고의 단체로 보였다.

온갖 해외 학회를 다니다 보면 '종착역'이 있게 마련이다. 여기도 가보고, 저기도 가보면서 결국 마지막에 만나는 최고 실력자들의 총본부를 만나게 된다. MSKUS가 바로 그런 곳이었다. 해외 지인들에게 "초음파 분야에서 최고가 어디냐?"라고 물어봤을 때, 한결같이 나오는 대답이 "MSKUS가 최고다!"였다.

나는 동양인 최초로 MSKUS 패컬티[50]가 된 Stanley Lam(홍콩의사)으로 부터 MSKUS 코스 소개를 받고 등록해서 활동하게 되었다. 그렇게 시작된 인연으로 이후, 나 역시 한국인 최초의 MSKUS 패컬

---

49 Musculoskeletal Ultrasound(근골격계 초음파). 초음파에 관한한 최고의 권위를 인정받는 단체. 토마스 클락(Thomas B. Clark)의 주도로 만들어졌다.

50 faculty: 학부의 교수단

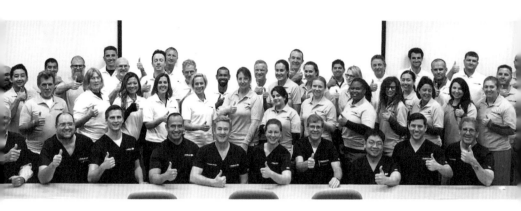

2019년 MSKUS 카데바코스

티가 되어 MSKUS 그룹에서 강의를 하게 됐다. (나중에는 MSKUS
설립자인 토마스 클락 등과 아주 친해졌다. 클락은 나의 초청으로
여러 차례 한국에 와서 워크숍과 강의를 했다. Stanley Lam, John
Lyftogt 등도 한국에 초청하여 워크숍을 진행했다.)

초음파계에서 가장 알려진 자격으로는 RMSK[51]가 있다. RMSK는
ARDMS[52]에서 부여하는 자격증으로 근골격계 초음파 외에도 혈관,
복부 등의 분야별 자격증이 있다.

RMSK는 전 세계적으로 초음파에 관련해서 인정받을 수 있는 몇
안 되는 자격증 중에 하나로 많은 의사들이 RMSK에 응시할 정도로

---

51 Registered in Musculoskeletal Sonography(미국초음파인증의)
52 American Registry for Diagnostic Medical Sonography

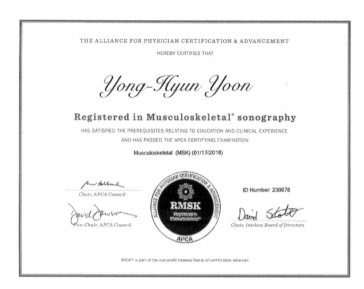

ARDMS에서 부여하는 RMSK 자격증

이 분야에서 널리 알려진 자격증이다. 예를 들어 MSKUS에서는 강사가 되기 위한 전제조건으로 RMSK가 있는지 물어볼 정도다.

해외 학회, 나갈수록 겸손해진다

2016년부터 시작된 국제세미나 참석은 2017년, 2018년 계속 이어졌고 지금까지 계속되고 있다. 굳이 외국에 나가서 끊임없이 세미나에 참석하는 것도 모자라 자격증 시험을 보고, 관련 면허를 계속 취득한 이유에는 개인적인 성격 탓도 있다. 나는 무엇이든 일단 한번 시작하면 계속 깊게 파고 들어가는 성격이다.

뭐든지 끝을 보는 성격 탓에 힘들긴 했지만, 나가면 나갈수록 사람이 겸손해질 수밖에 없다는 소중한 교훈을 얻었다. 국제적인 시각을 접하고 첨단 이론들을 만날 때마다 우리나라 의사들이 너무 우물 안 개구리 같다는 사실을 절감했던 것이다.

배움에는 끝이 없다는 사실도 깨달았다. 이것만 하면 끝날 것 같고, 이것만 하면 끝날 것 같은데 막상 하다 보면 연구주제가 계속해서 끊이질 않는다.

도수치료를 배우다보면, 프롤로에 심취하게 되고 프롤로가 어느 정도 끝나면 다시 영양과 호르몬에 대한 관심이 폭발하는 식이다. 날로 발전하는 의학의 세계에서 우리는 언제나 영원한 학생일 수밖에 없다.

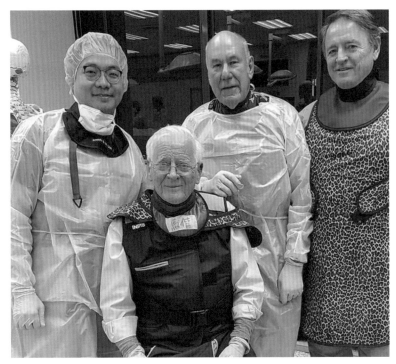

World Institute of Pain에서 Racz 카테터의 창시자 Garbor Racz 및 다른 강사들과 함께

자격증은 목적이 아니라 패스포인트

해외학회들을 오가며 나 스스로를 채찍질하기 위해 다양한 시험을 치렀다. 결과적으로는 전문의 시험 이후에 해외에서 10여개의 시험을 보았는데 운 좋게도 그 시험들 중 한 번도 떨어진 경우는 없었다.

그러나 동시에 그 과정에서 '자격증이 목표가 되어서는 안 된다'는 생각도 들었다. 어떤 시험이 있다면, 우리나라 사람들은 그 합격 여부를 '최종목적'으로 보는 경우가 많다. 자격증이나 시험 통과 여부에 대해 하나의 외부적인 과시용으로 생각하는 경우도 많다.

하지만 나는 시험이 인생의 패스 포인트(pass point)일 뿐이지 목표가 되어서는 안 된다고 생각한다. 단지 '자격증'만을 위해 달려간다는 것은 오히려 좋지 못한 결과를 가져올 수도 있다. 자격을 취득했다는 자만심이 자기가 뭔가 완벽하게 모든 것을 알고 있다는 착각에 빠지게 만들기도 한다. 나 역시 한때 그런 생각을 하기도 했다.

그러나 시험을 통과한다는 것은 제도상으로 규정된 최소한의 자격을 갖추는 일일 뿐이다. 시험 자체를 목적으로 삼아서는 안 된다. 나를 다잡기 위한 하나의 수단으로 시험을 선택하고 스스로를 단련하는 과정으로 삼아야 한다.

의사면허도 마찬가지다. 의사라는 자격이 최종 목표가 되어선 안 되고 의사로서 무엇을 해야 하는지가 중요하다. 의사면허는 한 번 받았다고 끝나는 것이 아니다. 새로운 지식을 습득하고, 실력을 키우기 위한 축적의 노력을 평생 동안 게을리 하면 안 된다.

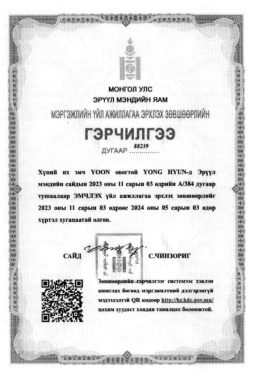

여러 차례 몽골 의료봉사를 통해 받게 된
몽골의 공식 의료면허

03
의사, 끝없는 수련이 필요하다

의사면허는 의대를 졸업하고 의사시험에 합격하면 부여된다. 하지만, 정작 문제는 의사시험 이후이다. 의사는 환자 치료를 위해서 끊임없이 공부하고 술기를 연마하기 위한 노력을 계속해야 한다.

그러나 한국의 의료 현장은 이런 부분이 많이 부족하다. 많은 사람들은 '정형외과 의사면 전부 초음파를 잘 보겠지'라고 생각하지만 현실은 다르다. 제대로 트레이닝을 못 받은 경우가 많다. 주사, 초음파, 프롤로에 대해 제대로 배우고 나온 정형외과 의사는 거의 없다고 봐도 과언이 아니다.

정형외과 의사들은 수술에 대해서는 트레이닝 받을 기회가 많지만, 주사를 놓거나 초음파 보는 법 등은 정식으로 배우지 않는다. 정형외과뿐만 아니다. 대부분의 의사들은 초음파, 도수치료, 충격파, 주사 트레이닝을 받지 않는다. 배운다 하더라도 극히 일부에 국한된다. 레지던트 트레이닝 과정에도 C-arm 및 초음파 유도 하에서 주사를 놓는 방법들은 거의 배우지 않는다.

주사 등에 관련된 자격증 역시 마취통증의학과, 재활의학과에서만 발급한다. (정형외과에서는 교육 수료증만 발부한다.) 초음파의 경우 마취통증의학과에서는 신경에 대한 초음파만 주로 보기 때문에 인대, 연골 손상을 놓치는 경우가 많고, 재활의학과의 경우 외상과 관련된 부분을 놓칠 때가 많다. 각 과의 경험과 특성에 맞게 트레이닝하기 때문에 벌어지는 일이다.

이런 실정에도 불구하고 우리나라 의사들은 프롤로나 충격파를 조금 배워서 바로 실행하는 경우가 많다. '그냥 하면 되겠지! 물리치료사에게 맡기면 되겠지!' 이렇게 편하게 생각하는 경우가 많다.

미국에서 절대 이렇게 하지 않는다. 어떤 치료법을 자신이 실행하려면 그에 앞서 반드시 어떤 공인과정을 거치도록 되어 있다. 이를테면 미국 의료계는 '카데바 코스'(cadaver course)[53]를 거치지 않으면 주사를 놓지 않는다. 카데바를 준비해서 초음파 유도 하에 관절, 인대, 신경에 주사를 놓는 과정을 직접 시현하고, 주사 치료가

---

53 실제 시체(cadaver)를 대상으로 진행하는 실습.

적절했는지 실제 결과를 확인하기 위해 해부(dissection)까지 진행한다.

미국은 금지제, 한국은 허가제

미국 의사들이 의술의 학습과 자기혁신에 더 적극적이고, 더 원칙적인 이유는 제도적 배경 때문이다. 새로운 보건의료 기술의 도입과 혁신에 있어 미국은 금지제, 우리나라는 허가제를 원칙으로 한다. 즉 미국은 '하지 말라는 것만 하지 마! 나머지는 다 해도 돼. 대신 책임은 의사가 진다!'라는 시스템인 반면, 한국은 '국가가 허가한 것 빼고는 다 하지 마!' 방식이다.

미국에서는 의사들이 새로운 의료기술을 자기 판단에 따라 사용할 수 있으나, 이후 문제가 되면 그에 따른 책임도 자신이 진다. 만약 사고가 났을 경우엔, 곧바로 해당 상황이 공유되고, 관련 기술은 바로 사장(死藏)된다. 의사는 이 모든 일에 자기 책임을 갖고 움직인다. 새로운 의학적 진보와 시도가 빨리 진행되는 동시에 의사의 책임의식과 의료계 내부의 자정작용도 활발한 것이다.

반면 우리나라는 국가가 허가하지 않은 치료법과 의료기술에 대해 많은 의사들이 아예 시도 자체를 하지 않는다. '완전히 검증되고 인정된 치료법' 외의 다른 시도에 대해서는 전혀 법적인 보호를 받지 못하기 때문이다.

이러한 조건 때문에 새로운 기술적 시도는 매우 더디게 진행되고 의사가 의사면허를 취득한 이후, 스스로를 업그레이드 하거나 진보시킬 유인은 매우 부족하다.

최근 급증하는 의료 소송에서 사법부가 의료진의 과실 책임을 광범위하게 인정하는 추세도 의사들의 의료행위를 더 소극적으로 만드는 측면이 있다. 최근 법원의 판결은 그동안 의사들이 전통적으로 인정받아 온 '인정받은 치료법 내에서 안정적으로 진료할 수 있는 권리'를 제대로 인정해 주지 않고 있다.

2023년에는 X-ray 판독과정에서 '암'을 놓친 병원에 대해 법원이 17억을 배상하라고 판결하기도 했다. 병원 측은 환자 A씨에 대한 X-ray 촬영 결과, 좌측 폐에서 이상점을 확인했으나 '당장 폐암을 의심해야 되는 수준이 아니라 경과를 관찰해야 되는 사안'으로 판단해 이 사실을 환자에게 알리지 않았다. 하지만 환자는 11개월 후 폐암으로 별세했고 이에 유족이 소송을 걸자 법원은 병원 측의 과실을 물어 17억을 배상하라고 판결했다.

이러한 법원의 판단에 대해서 의료계는 반발과 우려의 뜻을 표명하기도 했다. 그렇지 않아도 사람의 생명과 직결된 등 필수의료 분야 전공의가 부족한 판에 이제 많은 의사들이 고위험을 떠안아야 하는 외과 등 필수의료가 아니라 성형 등 저위험 고수익 분야로 쏠리게 될 것이라는 걱정이 제기되었던 것이다.

〈임의비급여〉와 〈인정비급여〉 문제도 적극적 의료행위를 가로막는 역할을 한다. 건강보험 비급여는 〈인정비급여〉와 〈임의비급여〉 두 종류로 구분된다.

〈인정비급여〉는 국가가 그 '효능과 안정성'을 인정한 의료기술이다. 국가가 보기에도 치료목적상 필요한 기술이지만 국가에서 건강보험 급여로 부담하기에는 무리가 있는 항목을 말한다. 따라서 이는 비급여 항목이지만 실손보험에서는 인정된다.

반면, 〈임의비급여〉는 현재 평가가 진행 중이라 효능과 안정성을 완전히 검증받지 못한 의료기술 이나 치료방법을 말한다. 이는 국가가 아직 공식적으로 인정하지 않은 항목이다. 따라서 대부분 실손보험이 인정되지 않는다.

이 때문에 〈임의비급여〉를 시도하는 병원은 보험사 측과 마찰과 분쟁이 끊이지 않는다. 당연히 의사들은 신기술 도입이나 시도에 있어서 소극적이 될 수밖에 없다.

아침에 공부하고 출근한다

의사라는 직업은 평생 연습하고 평생 공부해야 하는 직업이다. 술기의 연마도 문제이지만, 그밖에 매일 쏟아져 나오는 최신 의학논문들도 놓치지 말고 열심히 봐야 시대에 뒤처지지 않는다.

우리는 흔히 네이처 같은 유명 과학 잡지에는 논문을 싣기 어렵다고 알고 있다. 하지만, 읽는 사람의 입장에서는 논문을 게제하기조차 어렵다는 그 과학 저널에서 쏟아져 나오는 논문만도 수십~수백 건이다. 더구나 네이처에서 파생된 다른 간행물만 해도 여러 종이고 Science, Cell 등 경쟁지들도 여럿이다. 하나같이 우리나라에서는 논문이 한 번 실리면 신문에 기사가 실릴 정도의 유명 과학저널들이다.

이런 과학저널에 나오는 논문들만 쫓아가기도 솔직히 벅차다. 내 전공인 정형외과 분야에 한정해도 다 볼 수가 없다. 정형외과와 관련된 논문만 해도 국내 정형외과 학회지, 슬관절 학회지, 견주관절 학회지, 족부족관절 학회지 등 각 파트마다 한 개씩 있다. 해외로 영역을 넓히면 셀 수가 없다. 읽는 사람 입장에서는 의학 논문을 하루에 한 편씩 보기는 쉽지 않다.

나로선 '혹시 최신 논문 중에 빠트린 것은 없는지?' 확인하는 것이 거의 일상이 되어 있다. 아예 아침에 일어나서 출근하기 전 2시간 동안 공부 시간을 갖고 있다. 매일 새벽 5시 30분에 일어나서 운동을 한 뒤에 6-7시까지 최신 논문들을 읽고 블로그 작업을 하며, 7-8시 30분까지 초음파, 도수치료 등의 최신 교과서 읽기 등을 하다가 그 뒤에 출근한다. 저녁에 귀가한 후에도 할 수 있으면 책을 본다.

논문을 볼 수밖에 없는 이유는 계속 공부하고 새로운 지식을 쌓지 않으면 치료할 수 없는 환자가 있기 때문이다. 특히 현대인은 미량 원소의 결핍이나 환경호르몬 노출 혹은 유전자 문제 등의 원인으로 질환이 발생하는 경우가 많다. 의사는 최신 논문들을 읽으면서 영양 혹은 유전자 관련 치료 사례들을 계속 축적할 수밖에 없다.

블로그를 하는 이유

워낙 책이나 논문을 많이 읽다 보니 요령이 생기기도 했다. 언제부터인가 논문을 읽고 그냥 넘어가기 보다는 블로그에 관련 내용을 번역, 정리해서 내 나름대로 포스팅 해두는 것이 훨씬 효과적이라는 생각을 하게 되었다. 내가 블로그 등 SNS를 계속 업데이트하는 것은 이런 이유 때문이다.

블로그 포스팅은 꼭 정형외과에 관한 사항만으로 제한하지 않는다. 코로나 초기에는 코로나 예방을 위해 비타민D와 비타민C의 섭취가 필요하다는 글을 써서 블로그에 올려두기도 했다. (이 주장에 대해 처음엔 많은 사람들이 고개를 갸우뚱했지만, 현재는 통설로 받아들여진다.)

코로나 국면에서 정상적으로 치료를 했는데 잘 안 낫는 분들이 많았다. 그 원인이 무엇일까? 끝없는 의문이 꼬리를 물었다. 그래서 나름의 연구 끝에 이런 포스팅을 올려놓았다. 하지만 아무래도 감염병 전문의가 아닌 정형외과 입장에서 전염병 분야의 정보를 포스팅한 것이라 좀 부담되는 마음이 있었다. 결국 '해외 논문에서 이렇게 얘기한다.'는 단서를 달아 두었다.

유튜브를 하는 중요한 이유는 환자들에게 최대한의 사전정보를 전달하기 위함이다. 개원 이후부터 '영양'과 '운동'의 중요성을 꾸준히 강조해 왔으나 병원에 오시는 환자들에게 이 부분이 충분히 전달되지는 못하고 있는 것 같다.

그래서 환자들이 미리 자신의 증상 등에 대해 사전정보를 인지하고 병원에 오시기를 바라는 차원에서 여러 가지 콘텐츠를 만들어 올려놓고 있다. 자기 몸과 관련된 주제는 설사 내용이 좀 어렵더라도 찾아보고 공부하게 마련이다. 새로운 환자를 유치하기 위해서가 아니라, 환자들을 잘 관리하고 치료에 도움을 주기 위해서 블로그와 유튜브를 하고 있다.

공부는 계속 된다

가끔 어떤 병원들의 광고를 보면 '정확한 진단'을 내세우는 경우가 있다. 하지만 '정확한 진단'을 위해서는 의사가 끊임없이 자신을 업데이트해야 한다. 진단의 정확성은 시대가 변하면서 조금씩 바뀔 수밖에 없기 때문이다. 정확한 진단을 말하면서 공부하지 않는 의사들은 20년 전의 정확한 진단을 하고 있을 뿐, 최근의 정확한 진단을 하고 있는 것이 아니다.

의학에 타고난 천재는 없다. 비싼 기계, 재능만 믿고 공부하지 않은 사람들은 계속 뒤처지게 마련이다. 최신지견을 보면서 꾸준히 노력 하다 보면 어느새 앞으로 나아가고 있는 것을 자각하게 된다.

미국은 '의사야말로 평생 공부해야 하는 직업'이라는 문제의식이 잘 제도화 되어 있다. 미국에는 아예 CME(Continuing Medical Education)[54]라는 제도가 있다. 의사 면허를 유지하기 위한 평점제

---

54 CME(Continuing Medical Education Credits) : 미국 의사들이 확보해야 하는 의사연수 교육평점. 우리나라로 치면 의사협회평점.

도다. 아무리 의사라도 평점이 떨어지면 면허를 취소당하기 때문에 계속해서 노력하는 수밖에 없다.

예를 들어 앞서 언급한 RMSK라는 초음파 인증의 자격을 유지하려면 해마다 CME를 계속 갱신해야 한다. (나는 MSKUS에 소속이 된 상태라 자동으로 CME가 주어진다. 뿐만 아니라 미국 초음파학회에 강사로 등재되어 있다. 초음파 면허를 유지하기 위한 자격이 있는 셈이다.)

우리나라에도 의협 연수평점이 있어 최소 기준을 이수해야 하지만 자격증에 따른 연수평점은 따로 없다. 초음파 자격증이 있는 사람은 초음파 관련 학회를 들어야 자격증이 유지되는 식의 시스템은 한국에 없다.

이 때문에 의사들은 프롤로, 충격파, 하이드로다이섹션, 도수치료 등을 인증의 제도를 통하지 않고도 시행할 수 있다. 이는 시장의 혼탁으로 이어지고, 의료서비스의 품질 관리도 엉망으로 만든다. 더 중요하게는 사무장 병원과 컨설팅 병원이 횡행하는 결과를 초래하기도 한다.

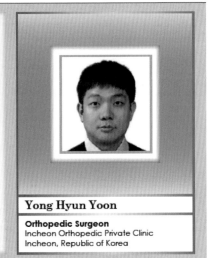

O orthopedic surgeons like Yong Hyun Yoon specialize in diagnosing, treating and repairing injuries, disorders and diseases affecting the musculoskeletal system. Beginning in 2014, Mr. Hyun Yoon began working for the Korean Orthopedic Association. He continued to hone his surgical skills as a shoulder and elbow fellow for the orthopedic department at Kangnam Sacred Hospital. Delving into the education field, he began imparting the tools and skills he learned as an instructor of musculoskeletal ultrasound in 2015. He remains a member of the American Association of Orthopaedic Medicine, the International Society for Medical Shock Wave Treatment, the Korean Orthopedic Society for Sports Medicine, Korean Orthopaedic Association, the Korean Shoulder and Elbow Society, the Korea Knee Society and the Ontario College of Osteopathy Progress. Additionally, Mr. Hyun Yoon's career is backed by a bachelor's degree from Wonkwang Medical School and a certification from the International Society for Medical Shockwave Treatment. Mr. Hyun Yoon has been featured in Who's Who in the World and earned a fellowship from Hallym Medical School in 2015.

Yong Hyun Yoon

Orthopedic Surgeon
Incheon Orthopedic Private Clinic
Incheon, Republic of Korea

국제인명사전의 윤용현 항목. 1899년 창간된 이후 매년 정치, 경제, 과학, 예술 분야에서 세계적인 인물 6만 여명을 선정하여 프로필과 업적을 수록하고 있다.

04

책으로 배운 영어도 쓸 만하다

해외에서 개최되는 컨퍼런스나 세미나에 참석할 때 가장 큰 문제는 영어다. 나는 특별히 영어 연수를 갔다 왔거나 외국생활을 해본적은 없다. 영어 연수는 어렸을 때 가고 싶었지만 형편상 가지 못했다. 그냥 한국에서 책으로 배운 영어 실력이라 처음 외국에 나갈 때부터 어려움이 많았다.

일단 스몰토크(날씨, 식사 등에 대한 가벼운 대화)가 잘 되지 않았다. 세미나에서 의학적 주제를 놓고 강연 관련 대화를 할 때는 괜찮지만, 예를 들어 음식 주문하거나 문화적인 이야기를 할 때는 대화를 이어나가기가 아주 어려웠다.

친구들이 무슨 말을 하는지 잘 이해할 수 없는 경우가 많았다. 그래서 밥을 먹을 때도 미국인 친구들이 '뭘 시키겠냐?'고 물어보면 나는 거의 I don't know로 답하기 일쑤였다.

그때마다 미국 지인들이 "이전에 먹었던 것과 비슷한 건데 이거 먹으면 될 것 같다. 괜찮겠어?" 이렇게 물어보면 나는 거의 대부분 "thank you!"로 답한다.

미국인들은 굉장히 다양한 알레르기가 있고, 그 때문에 음식을 시킬 때 굉장히 신중하고 세밀하게 주문하고 자신에게 맞지 않는 음식에 대해선 매우 분명하게 거절의사를 밝힌다.

그러나 나는 음식에 대한 알레르기가 없는데다가 딱히 좋아하는 음식도 없다. 그러다 보니 한국에 있건 미국에 있건 음식엔 별 관심이 없다. 집에서도 대부분 주는 대로 먹었다. 오죽했으면 친구들이 "넌 무슨 낙으로 인생을 사냐?"고 물어볼 정도니 말 다했다.

인생이 다큐인 사람

상황이 이렇다 보니, 미국 친구들이 음식을 시키건 말건 나는 계속 의학적인 얘기만 한다. 그들은 그만하고 싶어 하지만 나는 뒤풀이 자리에서도 계속 '이런 경우 너희들은 치료를 어떻게 하는 거야?'라며 의학적 주제로 돌아가 버린다.

사실 나는 성격상 한국에서도 small talk를 거의 하지 않기 때문에 친구들은 나를 일컬어 '용현이는 인생이 다큐'라고 말한다. 한 가지에 분야에 일단 몰입하면 주변의 사소한 일들에는 거의 관심을 기울이지 못하는 성격이다.

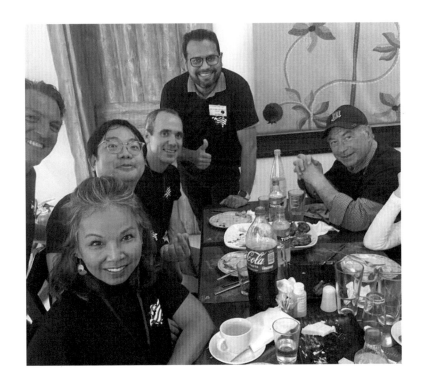

이해할 수 없는 영어들

영어로 소통하면서 한 가지 힘들었던 것은 미국인들이 자기들끼리 쓰는 줄임말이었다. 예를 들어 "왓썹 베이비?" 이러면 '무슨 일 있었냐?' 정도의 뜻인데 이 말을 그들은 '썹'? 이렇게 줄여 쓴다. 이렇게까지 말을 줄여 버리면 한국인으로서는 참 알아먹기 힘들다.

왓츠앱을 보내면 FYI라는 말도 자주 쓰는데 처음엔 이것도 뭔지 몰라서 고생했다. FYI는 for your information, 즉 '참고하자면' 정도의 뜻이었다. 이외에도 happy birthday를 HBD 라고 쓰는 등 알고 보면 별거 아닌데 나로선 알 수 없는 문자들이 많다.

무엇보다 너무 교과서적인 공부가 문제였다. 우리가 배운 영어는 내가 How are you? 하면 상대는 I'm fine! 하는 걸로 배웠다. 그런데 막상 내가 만난 미국사람들은 How are you doing? 하고 그냥 쓱 지나간다.

아침 식사 때 만나면 우리는 good morning! 하고 인사하지만 그들은 how are you? 라고 툭 던지면서 대답을 기다리지 않고 그냥 지나간다. 그게 인사다. I'm fine! 을 안하고 간다. 처음엔 이 상황이 너무 황당했다. 처음에는 '왜 대답을 안 하는 거지?' 이렇게 생각했던 적도 있다. 한마디로 적응을 못했다. 영어를 책으로 배운 후과였다.

미국식 농담도 일종의 장벽이다. 예를 들어 미국인들은 "리장군 같은 느낌이야."라는 농담을 한다. 남북전쟁 당시 이름을 날린 리장군에 빗댄 농담이다. "쓰리 데이비스 인 더 룸." 이런 말도 한다. '데이비드' 라는 이름이 미국에 너무 흔하기 때문에 데이비드 한 명이 떠나면 또 다른 데이비드가 온다는 식의 농담이다.

내가 그들의 대화를 잘 이해하지 못하면 그때마다 미국인들이 충고를 한다.

"미국에서 강의를 잘하고 싶으면 미국 문화에 대해서 알아야 된다! 미국 드라마도 열심히 보고 남북전쟁 같은 역사도 열심히 봐라!"

그런 말을 들을 때마다 나는 속으로 생각한다.
'내가 한국의 5·18도 잘 모르는데… 어찌 미국 남북전쟁의 역사까지 알겠나…'

주변 지인들이 미국 TV를 보거나 라디오를 들으면 영어를 잘 할 수 있다고 해서 시도를 해봤지만 결국 실패했다. 사실 나는 한국 라디오도 잘 안 듣고, 드라마도 잘 안보는 편인데 그런 사람이 미국 드라마와 라디오를 들으려 하니 오히려 잘 되지가 않았다.

팝송을 듣다 보면 영어가 잘 들린다는 충고도 받았지만, 나는 사실 한국 가요도 잘 안 듣는 편이다. 한국 노래도 안 듣는 사람이 미국 팝송을 들으려니 들리지가 않았다. 미국 노래를 들으며 '내가 왜 이런 걸 듣고 있지?' 하는 고민만 쌓였다.

처음 해외에서 발표를 할 때는 프리토킹 전화 영어 같은 수업도 받아 보고 굿모닝 잉글리시 같은 것도 해봤다. 하지만 결국은 모든 방법이 별 성과가 없었다. 영어 프레젠테이션 수업도 받아봤으나 비슷한 느낌이었기 때문에 몇 달 하다 그만두었다. (외국인과 전화 영어를 할 때 외국인들은 내가 한국 사람이라는 것을 잘 알고 나에 맞춰주려는 경향이 있다.)

결국 나에게 맞는 영어공부는 그냥 중고교 시절에 했던 것처럼 오로지 책으로 배우는 영어공부였다. 아침 일찍 아무도 없는 카페에 앉아 영어책이나 영어 논문을 읽고, 매일 SNS에 영문을 번역해서 수시로 올려놓는 식으로 영어공부를 했다.

물론 영어 논문을 잘 읽는다고 의사소통이 잘 되는 건 아니다. 책으로 영어를 배우면 읽는 건 잘 되는데 일상 대화나 강의는 잘 안 되는 것이 사실이다. 그래서 그런지 미국인들이 나중에 내게 이런 말을 해줬다.

I think you learned English from a book.
We can understand, but we don't use it that way.
It's awkward.

문법도 발음도 상관없다

외국인들과 영어로 대화를 하면서 처음에는 문법에 맞춰 말을 하려고 꽤나 신경을 썼다. 하지만 나중에는 그게 별 문제가 아니라는 걸 알게 되었다. 미국인들도 내가 외국 사람이라는 걸 알기 때문에 내 영어가 조금 어색하더라도 자기들이 알아서 듣고 넘긴다. 우리나라에서 외국 사람들이 한국말을 더듬거리더라도 알아듣는 것과 같다.

사실 발음도 별로 문제 되지 않는다. 우리나라 사람들은 흔히 외국 사람과 대화를 하게 되면 R 발음과 L 발음을 구별해서 잘해야 된다고 생각한다. 하지만 나는 미국인들에게 발음 지적받은 적이 한 번도 없다. (th, S 발음은 잘 구분이 안 된다고 해서 바꿔보려고 했지만 우리나라에 없는 발음이기 때문에 구분하기가 좀 힘들다.)

어느 정도 영어 강의에 익숙해진 지금은 '그저 태연하게 천천히 말 하면 된다.'고 생각한다. 우리가 생각하는 영어를 잘한다는 개념

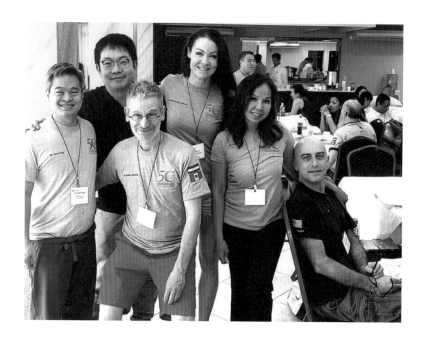

과 미국인들이 생각하는 잘하는 영어의 개념이 다르기 때문이다. 일
단 천천히 말하기만 잘 실천해도, 미국 사람들은 대부분 알아듣는다.

그래서 나는 어딜 가나 책을 읽듯이 또박또박 천천히 말한다.

My name is Yong-Hyun, Yoon. I'm from south Korea.

I'm Orthopedics surgeon.

My name is not familiar with you guys.

I know it's hard to pronounce. you can call me YH.

그러다 보니 나중에는 나 같은 사람도 Your English wonderful! 이라는 말을 듣기도 했다. 물론 그런 말을 듣고 싶은 것은 아니었지만 기분이 나쁘지는 않았다.

2016년, 충격파학회에 참여하기 위해 말레이시아에 갔을 때 만해도 미국 사람들이 내 말의 70%를 못 알아듣는 느낌이었다. 하지만 지금은 의사소통에 거의 무리가 없다.

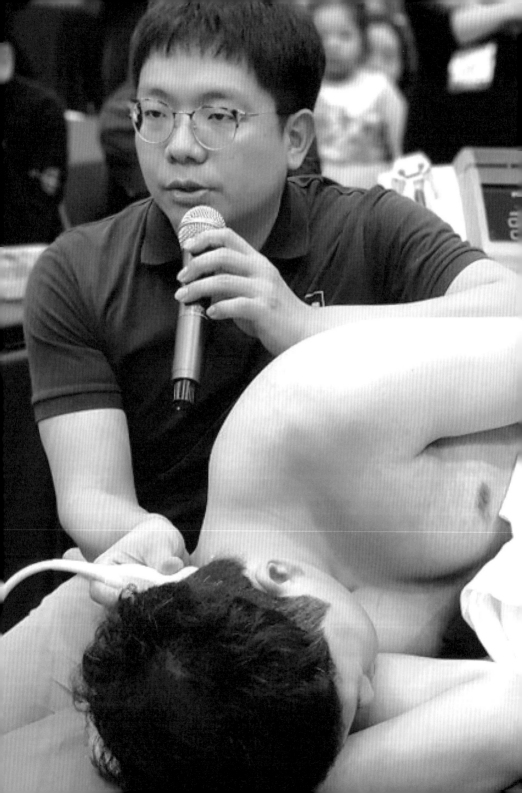

5부

수사반장처럼 진찰하라

01
질병을 일으킨 범인을 잡아라

요즘 병원들은 빨리 치료를 하고 다음 환자를 받아야 되기 때문에 대폭 생략하는 경우가 있지만, 교과서적 관점에서는 환자를 진료하는 과정에서 시진, 문진 등의 진찰을 선행하는 것이 기본이다.

시진(視診)은 의사가 첫눈에 환자를 육안으로 관찰하여 환자의 표정, 자세, 걸음걸이 등을 살피고 환자의 안색이나 피부상태 등을 먼저 보는 일이다.

문진은 특히 빼놓을 수 없는 필수 절차다. 의사는 환자에게 현재 자각증세의 현황과 진행과정 등을 일단 말로 물어본다. 이때 기왕력과 가족병력도 파악해야 한다. 기왕력(旣往歷)은 과거에 걸렸던 질병에 대한 정보이고 가족병력(家族病歷)은 질병과 관련한 유전적인 정보다.

외국에는 자기 병력 카드를 환자 본인이 직접 들고 다니는 제도가 있다. 내가 언제 무슨 수술을 받았고 무슨 약을 먹고 있는지 등등 의료기록을 환자 자신이 들고 와서 의사에게 보여준다. 하지만 우리나라에는 이런 제도가 없다. 일일이 물어봐야 한다. 개인정보 보호 차원에서 관련 정보를 한눈에 볼 수 있는 전산망도 없다. 결국 의사가 환자를 상대로 개별적으로 정보를 얻어내야 한다.

나는 '의료용 호구조사'를 자세하게 하는 편이다. 처음 진료를 보기 전에 설문지를 먼저 주고 기초적인 문진서류를 작성하게 한다. 이 사람은 무슨 일을 하고 있는지? 무슨 약을 먹고 있는지? 알아야 하고 집은 어디인지?도 물어본다. (환자의 치료 주기에 대한 결정을 해야 되기 때문이다.) 환자의 직업 파악은 기본이다. 예를 들어 사무직이면 컴퓨터를 많이 해서 목 디스크가 있을 가능성이 높다고 추정할 수 있다.

결혼 여부도 물어본다. 결혼을 했고 아기가 있으면 집에 가서 잠을 제대로 못 잘 가능성이 높다. 기혼자에게는 '잠을 어떻게 주무세요?' '화장실은 잘 가세요?'라고 추가 질문을 한다.

담배는 피우는지? 술은 마시는지? 이런 질문도 필수적이고 허리통증을 호소하는 경우 혹시 생리통이나 방광염은 없는지도 물어본다.

심지어는 최근 이성에 대한 관심이 줄었는지도 질문한다. 원래 질문은 '성욕이 과거에 비해 줄었나요?'[55]이지만, 이렇게 물어보면 거부감을 느끼는 사람들이 있어서 약간 돌려서 질문하는 셈이다.

초동수사가 중요하다

무엇보다 치료를 설계하는 초기 단계에서 기초정보를 풍부하게 수집하는 것이 좋다. 범죄수사에서 초동수사가 중요하듯이 진료 역시 되도록 초반상황에 최대한 많은 정보를 받고 환자를 더 유심히 관찰해야 한다. 처음에 치료방향을 잘못 잡으면 많은 시간과 노력이 중간에 물거품이 되는 경우가 많기 때문이다.

진료의 전개 과정에서 초기 판단이 과연 맞아 떨어졌는지? 계속 반복확인을 하는 것도 중요하다. 만약 예측했던 결과가 나오지 않고 환자가 통상적인 반응에서 벗어나 있다면 더 깊이 있는 관찰과 추가적인 정보파악이 필요하다. 이를 통해 철저히 개인 맞춤형 치료법을 풀어나가야 한다.

---

55 만성피로가 지속되면 호르몬 문제로 성욕저하가 발생할 수 있다.

이상한 환자

초기 단계에서 문진과 촉진을 하고 초음파와 엑스레이를 보면 대강의 판단이 나와야 한다. '이런 원인으로 이런 질병이 발생했고, 이만큼 치료하면 효과가 이만큼 나와야 한다.'는 대략의 견적이 나와야 하는 것이다.

그러나 이런 판단이 안 나오는 환자가 있다. 스토리로 치면 앞뒤가 안 맞는 경우다. 나의 경험상으로는 100명 중에 3명~5명 정도 이렇게 스토리가 안 맞는 분들이 있다.

의학교과서에 적혀있는 대로 증상이 전개되지 않는 경우, 의사들은 '환자가 예외적'이라거나 '사람이 이상하다'라고 말하는 경우가 많다. 하지만 나는 '사람이 이상한 게 아니라 우리가 놓친 게 뭔가 있겠지!'라는 방향으로 생각한다. 그리고 더욱 집요한 추적을 해본다.

묻다보면 스토리가 완성된다

복합질환의 근본원인이 규명되지 않고, 수사가 미궁에 빠지는 경우 환자를 상대로 더 꼬치꼬치 물어보면서 파고 들어가야 한다. 그렇게 진지하게 대화를 하다 보면 뭔가 숨겨진 원인들이 발견되기도 한다.

예를 들어 같은 허리통증이라고 해도 '아침에 허리가 아픈 경우'와 '저녁에 아픈 경우'에 차이를 둬야 한다. 아침에 아픈 사람은 '이완 현상'[56]일 수 있다. 이는 신경이 눌렸다가 풀리면서 아픈 경우다. 이런 분들은 만성 피로 패턴과 관계가 높다. 따라서 이 경우엔 환자한테 하루 중 언제쯤 아픈지? 만성 피로가 있는지? 함께 물어봐야 한다. (환자분 입장에서는 피로와 요통이 대체 무슨 관계인지 의아하게 생각하겠지만.)

아침에 일어나기 힘든지? 잠을 자도 피로가 가시는 느낌이 없는지? 달고 짜고 매운 음식을 좋아하는지? 무기력한 느낌이 드는지? 등등 다각적인 질문과 대화를 하다 보면 마침내 스토리를 완성할 수 있는 단서를 찾고, 치료방향을 잡게 된다. 이렇게 생활습관이건 혹은 다른 질환을 찾아내건, 끝까지 확인을 해서 뭔가를 찾아내야 마침내 좋은 결과를 얻을 수 있다.

---

56 Release phenomenon: 신경이 눌리는 당시가 아니라 풀릴 때 통증이 발생하는 것으로 신경총이 눌릴 때 나타나는 현상을 가리킨다. 아침에 아플 때 염증과 신경총이 눌리는 이유를 감별해야 하는 이유가 여기에 있다.

난감한 반응

그런데 문진을 할 때 난감한 경우가 있다. 종종 직업을 물어보면 환자가 "회사원입니다."라고 답할 때가 있다. 이런 답변은 너무 포괄적이라 서서 일을 하는지? 아니면 앉아서 일을 하는지? 어떤 직업적 질병요인이 있는지 알 수 없다. 도움이 안 되는 답변이다.

예전엔 젊은 여성 환자들에게 "결혼하셨어요?"라고 물어보면 약간 오해를 하는 경우도 있었다. 하지만 이런 질문도 의사로서는 물어봐야 되는 질문이다. 결혼해서 아기가 있는지? 여부가 중요하기 때문이다. 아이를 낳았으면 출산 후에 손목이나 꼬리뼈가 아플 수 있고 생리 기간에도 허리가 아플 수 있다.

부끄러운 과거라는 이유로 의사가 알아야 되는 정보를 환자들이 말해주지 않는 경우도 있다. 자신만의 의료정보를 비밀스럽게 혼자 간직하는 것이다.

환자가 알아서 불필요한 정보라고 판단해 버리는 경우도 있다. 이를테면 허리가 아파서 온 환자인데 전에 '맹장 수술'을 했었다는 사실을 알려주지 않는 경우다. 도대체 원인 파악이 안 되던 나는 결국 엑스레이를 보고서야 이유를 알게 된다.

"왜 맹장수술 이야기를 안 하셨어요?"

"이건 관계없는 줄 알았죠!"

"아니, 맹장이 지금 허리 바로 앞에 있는데..."

허리가 아프다고 해서 허리에 문제가 있다고 생각하면 안 된다. 허리통증의 원인은 매우 다양하다. 맹장수술 후 복강 내 유착이 생기면 요통이 발생할 수 있다. 이런 경우의 요통은 통상적인 방법으로 치료가 되지 않는다. 여성이 생리주기에 맞춰서 허리 통증이 발생하면 허리가 아니라 자궁내막증을 의심해야 한다. 방광염, 생리통, 변비 등도 허리통증의 원인이 될 수 있고 담낭수술을 해도 허리통증이 발생할 수 있다.

하지만 환자들은 관계가 없다고 자기가 혼자 판단해서 이런 정보를 말해주지 않는다. 고지혈증이 있으면 힘줄이나 인대가 안 좋다. 치료를 담당한 의사에겐 꼭 필요한 정보다. 하지만 환자는 자신의 고지혈증을 말해 주지 않는다. 관련 없다고 생각하기 때문이다.

'여기는 정형외과인데 왜 산부인과 이야기를 해야 돼?'

이렇게 생각하는 식이다.

그러다 보니, 진료 중에 환자의 의료정보와 관련된 새로운 사실들을 계속 찾아내는 경우가 많다. 고구마 줄기 캐듯 계속 뭐가 나오는 사람들이 있다. 다면적인 진단과정에서 심지어는 내가 갑상선암을 찾아내 다른 내과로 보낸 경우도 있고, 동맥경화와 췌장암을 발견해 큰 병원으로 보내기도 한다.

안타깝게도 내가 그러한 사실을 발견했다고 하더라도 환자가 따라오지 않으면 추후에 큰 일로 이어져 문제가 발생하기도 한다. X-ray 및 이학적 검사에서 췌장암이 의심되어 조기검진을 추천 드렸지만, 환자분이 웃으시면서 넘겼는데 나중에 실제로 췌장암이 발병하여 환자와 보호자분들 한테 감사 인사를 받기도 했다. (그러나 정작 환자분은 나중에 수술조차 받지 못하고 돌아가시는 바람에 오히려 마음이 더 아팠다.)

X-ray에서 동맥경화가 관찰되어 치료를 권유한 40대 후반 환자가 한동안 내원하지 않다가 1개월 후에 내원하여 물어보자 협심증이 나타나서 입원치료 후 내원하였고 이야기를 듣고 다시 한 번 치료 프로토콜을 점검하기도 했다.

라이프 스타일 메디슨이 중요하다

환자가 의료진의 질문을 무시하고 "그런 걸 왜 물어봐요?" "허리가 아프니까 허리 치료나 빨리 해 주세요." 라며 귀찮게 여기거나 질문의 의도를 의심하면 물어보는 의사는 뻘쭘 해진다.

'치료'란 질병이라는 사건을 일으킨 범인을 찾아내 처벌하는 과정이다. 이런 점에서 환자는 의사라는 수사관과의 진지한 대화를 소홀히 여기지 말아야 한다.

다각적인 문진을 통해 풍부한 관련 정보를 파악하고 치료에 접근하는 것은 내가 생각하는 라이프 스타일 메디슨[57]의 중요한 원칙이다. 각 환자별로 최적화된 치료법을 제공하려면 환자 개인의 라이프 스타일에 대한 파악이 필요하다. 이런 관점에서 되도록 현재 나타난 통증과 질병의 근본적인 해결을 추구하는 것이 기능의학이 추구하는 방법론이다.

"다시 작곡을 할 수 있을 것 같아요."

진단의 궁극적 목적의식은 여러 증상의 본질적 원인을 규명하는 데 있다. 증상 하나하나를 따로 따로 치료하는 개념으로 접근해서는 안 된다.

---

57 라이프스타일 메디슨(Lifestyle Medicine) 대부분의 질병이 사실상 일상적인 생활 습관과 관련되어 있다는 전제 하에, 생활습관 개선을 통해 질병을 치료하고자 하는 의학적 관점. 이를 위해 특히 6가지 요소, 즉 식이, 운동, 수면, 스트레스, 술(담배), 사회관계를 관리하는데 초점을 맞춘다. 이를 통해 심혈관, 당뇨, 대사 등 만성 질환을 예방하고 비감염성 질환의 대부분을 예방할 수 있다고 생각한다.

어느 날 30대 중후반의 남자 환자가 내원했는데 직업이 작곡가였다. 증상은 여러 가지였다. 정형외과를 찾아온 이유는 목, 허리 등의 통증 때문이었지만 타과적 진단으로 우울증, 공황장애 등도 있는 상태라 제대로 직업 활동을 못한지 수년째였다. 게다가 중금속 중독 진단도 받은 상태였다. 환자 자신도 치료를 위해 이미 다른 병원에서 프롤로 등 여러 가지 치료를 받아본 상태였지만 별다른 성과가 없었다. 처음에 좋아지다가 다시 나빠지는 양상이 반복되는 바람에 좌절감이 큰 상태였고, '이러다가 평생 낫지 못하는 것은 아닌가' 하는 불안감에 빠져 있었다.

일단 환자와 함께 그동안 어느 병원에서 어떤 치료를 받았는지 스토리를 쭉 정리해 보았다. 결과는 중구난방(衆口難防)이었다. 환자분은 가정의학과 의사 선생님한테 중금속 중독 진단을 받고 프롤로 치료를 받았다. 중금속으로 진단을 했으면 중금속으로 끝까지 밀고 나가서 환자를 치료해야 되는데 그 선생님은 진단은 중금속 중독으로 해놓고 치료는 프롤로로 했던 셈이다. 검색을 해보니 환자에게 프롤로테라피를 해주신 선생님은 정식으로 프롤로를 배운 분이 아니었다. (우리나라는 프롤로, 초음파 분야에 대한 인증제도가 제대로 확립되어 있지 않기 때문에 환자들이 의료진을 선택할 때 어려움이 있다. 이 부분에 제도적인 뒷받침이 필요하다.)

나는 뭔가 체계적인 치료를 원점에서 다시 시작해야겠다는 생각이 들었다. 그리고 본격적인 치료에 앞서 무엇보다 환자의 자신감 회복이 우선 필요한 것 같았다. 나는 좌절에 빠진 환자분께 이런 말씀을 드렸다.

"환자분 자신을 못 믿겠으면 저를 믿고 치료하시면 됩니다. 지금까지 좋아진 것처럼 다시 좋아지게 해드릴 테니 자신 있게 일 하세요."

결국 원점부터 다시 치료를 들어갔다. 그렇게 우리 병원에서 3~4개월 치료를 했는데 상당히 병세가 좋아졌다. 어느 날 환자가 내원해서 내게 인사를 했다.

"감사합니다. 명색이 작곡가인데 사실은 지난 몇 년 동안 작곡을 못하고 있었습니다. 그 사이에 결혼을 했는데 밥벌이도 못하고 있었습니다. 하지만 이제 다시 작곡을 할 수 있을 것 같습니다. 원장님. 너무 감사합니다. 덕분에 새 삶을 찾았습니다."

얼마 후, 그 작곡가 분이 병원에 샌드위치 수십 개를 보내주셨다.

간단한 방법으로 두통을 고치다

가끔 정형외과에서 '두통도 취급하느냐?' 라는 질문을 받는다. 두통의 분류와 정의는 매우 다양하다. 신경과에서 보는 두통, 마취통증의학과에서 보는 두통, 정형의학과에서 보는 두통이 모두 다르다. (정형외과적 관점에서는 신경이 눌려서 생긴 두통을 주로 보는데 생각보다 이런 경우가 많다.)

2022년 6월 경, 어느 의사출신 유튜버가 두통을 호소하며 찾아왔다. 자신이 허리통증과 두통으로 고생하면서 운동하는 영상도 올리는 사람이었다.

상황은 안 좋아 보였다. 단순한 두통이 아니었다. 너무 오래되었을 뿐 아니라 전신 통증과 어지러움을 동반한 두통이었다. 신경과에 입원에서 치료를 받았지만 큰 효과는 없었다. 환자는 머리만 아픈 게 아니라 허리와 다리의 통증도 호소하고 있었다.

나는 진단 끝에 영양치료를 해야겠다는 판단을 했다. 그런데 환자와 자세한 대화를 나눠보니 본인 역시 비타민C를 먹어야겠다는 판단을 하고 이미 비타민C를 먹고 있었다. 하지만 효과를 보지 못하는 상황이었다.

좀 더 얘기를 해보니 먹는 방법에 문제가 있었다. 환자는 비타민

C를 알약으로 먹고 있었다. 그런데 비타민C를 치료차원에서 메가도즈(Mega dose) 할 때는 알약으로 먹으면 안 되고 가루로 먹어야 한다.

하루에 2~3알 정도 먹을 때는 알약으로 먹어도 되지만 몸이 안 좋아서 약으로 먹을 때는 알약이 아니라 가루 혹은 액상으로 먹어야 하는데 그걸 모르고 있었다.

그렇게 대화를 통해 비타민C를 먹는 방법을 바꾸자마자 몸이 금세 좋아졌다. 일단 피곤함과 어지러움이 크게 좋아졌다. 환자가 한 번은 이런 말로 감사의 뜻을 표현했다.

"고등학교 때부터 달고 살던 두통인데, 많이 사라졌습니다. 너무 감사합니다."

이명인데 왜 정형외과를 가지?

우리 병원에는 종종 다른 과 전문의들께서 환자로 내원하는 경우가 있다. 2022년 초 쯤 한번은 내과의사 한분이 찾아오신 일이 있다.

"코로나 백신을 맞았는데, 그 뒤로 10개월째 계속 이명이 들리고,

귀가 잘 안 들립니다." 그러면서 덧붙이길 "친구가 여길 꼭 가보라고 해서 왔습니다."라고 했다.

환자의 처음 태도는 왠지 못 미더운 태도였다. 속으로는 '이명인데 왜 정형외과를 가지?'라는 의아함이 있었지만 친구가 워낙 강하게 권유하니 '한번 속아보자.'는 생각으로 찾아온 것 같았다. 그렇게 못 믿어 하던 환자였는데 주사를 한번 맞더니 갑자기 태도가 달라졌다.

"아! 선생님, 갑자기 이게 왜 이러죠?"
순간적으로 거의 사라진 이명 때문에 환자 자신도 놀라는 것 같았다. 그 환자는 앉은 자리에서 증세의 70~80%가 호전되어 돌아갔다.

안타깝기도 했다. 40대 초반 밖에 안 된 의사가 이명 때문에 1년 넘게 고생을 했다고 하니, 왠지 안쓰러운 생각이 들었다.
더군다나 멀리서 온 환자였다. 집은 서울인데 경기도에 내과를 개원해서 아침에 장거리 출근을 했다가 인천으로 온 상황이었다. 그것만도 대단하다고 생각했다. 너무 멀리서 찾아 온 분이기도 하고 동료 의사이기도 해서 치료비를 안 받겠다고 했더니 커피를 한 50개쯤 사서 돌리고 갔다. "너무 고맙다."는 인사와 함께.

다른 병원에서는 안 된다고 했는데

개그우먼 노유정 씨는 무릎 관절 때문에 고충을 겪고 있다. 중학 시절 뜀틀을 넘다가 무릎이 빠졌는데 그 후로 습관성 무릎 탈골이 있었다. 그래서 지금도 "계단이 제일 무섭다."는 말을 자주 한다. 노유정씨는 〈건강 면세점〉이라는 프로그램에서 만났고 함께 방송을 하면서 이런 저런 얘기를 나누다가 무릎이 안 좋다는 사실을 알게 되었다.

노유정 씨는 이미 다른 병원에서 나이가 많아서 걸리는 퇴행성 관절염 진단을 받았고, 관절경 시술도 받았지만 상태가 크게 나아지지 않는다며 자포자기 상태에 있었다.

결국 우리 병원에 와서 치료를 받았다. 치료에는 성과가 있었다. 노유정 씨는 그 뒤로 나를 주치의로 생각하고 자신이 나가는 TV 프로그램마다 나를 데리고 나갔다. 본인이 치료를 받고 좋아진 후로는 오빠, 조카, 아들은 물론 연예인 지인들도 데려온다.

"다른 병원에서는 다 안 된다고 했는데, 원장님만 된다고 했죠. 실제 다리가 좋아지고 있어요. 그래서 윤원장 님만 믿어요."

환자도 모르는 골절을 발견하다

이미영 씨도 방송에서 만난 인연이다. 우연히 대화를 나누다가 목이 아프다는 얘기를 듣게 되었다. 너무 통증이 심해서 다른 병원에서 엑스레이까지 찍었는데 뼈에는 특별한 문제가 없다는 이유로 별다른 치료를 못 받았다는 얘기였다.

나는 X-ray 사진을 한번 보여 달라고 요청을 드렸다. 얼마 후, 이미영 씨 엑스레이를 보다가 목 부위의 미세한 골절을 하나 찾아냈다. 작은 골절이 있었는데 이를 의료진도 발견하지 못하고 결국 이미영 씨 자신도 자기 뼈에 부러진 부분이 있다는 사실을 모르고 있었던 것이다.

그 골절 때문에 근육이 찢어지고, 근육이 찢어지다 보니 극심한 통증과 디스크가 함께 온 상태였다. 그런 상태였으니 항상 목이 아픈 게 당연한데 심지어는 엑스레이를 찍은 병원에서도 제대로 설명을 듣지 못한 상태였다.

지금은 치료를 해서 많이 좋아졌다. 연예인들도 질병 앞에서는 일반인과 큰 차이가 없다. 목이 아프면 처음에는 마사지 정도 받고 '아픈가 보다.'하고 넘어가는 경우가 많다. 이미영 씨는 이렇게 말했다.

"다른 병원에서 엑스레이도 찍어보고 진찰도 받아봤는데, 치료가 안 된다는 말만 들었다. 하지만 안 되다던 치료를 윤원장 님께서는 치료가 된다고 하니까 그게 너무 감사했고요. 이렇게 낫게 해주는 것도 또 감사하죠."

의사로서 보람을 느끼게 해주는 감사한 한 마디였다.

갈비뼈 골절과 소화불량

전 탁구 국가대표, 현정화 선수도 모르고 있던 골절을 찾아낸 케이스다. 현정화 씨는 같이 방송을 하면서 만났고, 내가 먼저 치료를 권한 경우다. 현정화 선수 본인은 처음엔 '소화불량'을 호소했다.

엑스레이를 찍어보니 갈비뼈 쪽에 골절이 2개나 있었다. 운동선수들은 본인도 모르는 골절상이 생각보다 많다. 환자 본인은 아픈지도 모르고 있지만, 골절이 위장이나 소장 등에 영향을 주어 소화 불량이나 허리 통증 등 다른 문제를 초래한다.

운동선수들의 경우 특히 '스트레스 골절'이라는 특수 골절을 당하는 경우가 많다. 운동을 계속해서 한 방향으로만 계속하다 보면 신체의 특정 부위에 부하가 걸리고, 그것이 일정 수준을 넘어가게 되면 골절로 연결되는 것이다. 이를 '스트레스 골절'이라 하는데 환자 본인이 자각하지 못하는 경우가 많다.

현정화 선수는 3번 정도 프롤로테라피를 받았다. 치료 후 증상이 많이 호전되었다. 내 생각으로는 '좀 더 치료를 했으면...' 했지만, 당시 매우 바쁘실 때라 3번 정도로 끝냈던 것 같다. 프롤로테라피는 치료 후 일정 시간 동안 성숙하는 기간이 필요한데 이 시간을 많은 사람들이 힘들어 하는 경우가 많다.

두통 때문에 동맥경화를 발견하다

두통을 치료하다가 '동맥경화'를 발견하는 경우도 있다. 한번은 "머리가 너무 아프다."면서 두통을 호소하는 환자가 내원했다. 머리가 깨질 듯한 두통이 하루에 세 번씩이나 오는 환자라서 거의 일상생활을 하기 힘들 정도였다.

정형외과적 관점에서 두통을 보면 일단 경추기인성 두통[58]을 의심한다. 진찰결과 실제로 경추성 두통이 진단되어 일단 치료를 했다.

그런데, 치료를 마쳤음에도 뭔가 이상한 느낌이 들었다. 완전히 해결이 안 된 것 같은 꺼림칙한 느낌이었다. 그래서 추가로 초음파 검사를 해 보았다. 아니나 다를까 동맥경화가 있었다.

나는 MRI를 잘 안 보는 편이지만, 환자와 몇 마디 대화를 나누다 보니 뭔가 이상한 느낌이 들었다. 환자도 "왠지 무서운 느낌이 든다."며 MRI 촬영에 동의해 주었다. 결국 MRI 검사 끝에 머릿속 깊이 완벽하게 온 동맥경화를 발견했다. 상태를 확인하고 환자한테 말했다. "동맥경화가 있는데 여기 치료하면 좋아질 거예요."
동맥경화는 중금속 중독과 관련이 깊다. 중금속 중독은 각종 질환

---

58 경추성 두통(cervicogenic headache)은 목으로부터 비롯된 두통이다. 일자목, 거북목 등의 이유로 경추의 정렬이 바르지 못하게 되면 두통이 생기기 쉽다.

과 관계가 있는데 그중에서 특히 동맥경화를 일으키는 주원인이다. 결국 추가 검사를 해보니 중금속 반응검사도 양성이 나왔다.

환자의 직업은 전자담배를 판매하는 사장님이었다. 결국 이 환자는 동맥경화 뿐 아니라 중금속 관련 치료도 병행을 했다. 그렇게 다면적인 치료의 결과, 상태가 크게 호전되었다. 하루에도 몇 번씩 찾아오던 두통이 일주일에 한두 번 정도로 많이 줄었다.

두통으로 찾아왔지만, 다면적인 진찰 끝에 동맥경화와 중금속중독을 모두 발견한 케이스다. 만약 동맥경화를 발견하지 못한 상태로 시간이 계속 흘렀다면, 나중에 뇌졸중이 오거나 뇌출혈이 생길 수 있었다. 중금속 중독이 동맥경화와 관계있다는 걸 알고 있었기에 초기 대응이 가능했다.

이런 사례들은 환자가 겪고 있는 증상의 근본적인 원인을 잘 찾아내 치료성과를 낸 경우들이다. 반드시 병을 낫게 하겠다는 의지를 갖고 의사와 환자가 함께 통증의 근본원인을 추적해 나가야 한다.

02
환자가 보이는 순간

임상 경험이 오래 쌓이다 보니, 일상에서 만났는데 갑자기 환자로 보이는 순간이 가끔 있다. 환자로서 병원에 찾아오시는 분들이 아니라, 우연히 만나는 분들 중에 순간적으로 '저 사람 어디가 안 좋네!' 하는 것들이 보이는 것이다.

이렇게 사람을 보자마자 뭔가 불길한 느낌이 오는 경우, 예전에는 가볍게 한마디 하고 그냥 넘어가는 일이 많았다. 하지만, 몇 번의 안 좋은 기억들이 있다 보니 지금은 그런 순간이 올 때 마다 환자들한테 더 적극적으로 의견을 밝히는 편이다.

왜 여자 다리를 훔쳐보고 그래?

한 번은 탤런트 사미자 씨를 방송 때문에 지나가다가 봤는데 몸이 너무 부어 있는 모습이 눈에 확 들어왔다. 사미자 선생님은 같은 방송에 출연하는 것은 아니었지만, 대기실에 같이 있다가 다리를 보게 되었다.

"다리 좀 안 좋은 거 아시죠?"라며 슬쩍 말씀을 드렸더니 "아니 왜 다른 여자 다리를 훔쳐보고 그래!" 라며 재미있게 받아 주셨다.

"아니, 제가 명색이 의사인데 선생님 다리가 부은 게 보여서요." 그랬더니 "그렇지 않아도 내가 병원 가봤지. 그런데 치료도 안 되고..." 라며 말끝을 흐리셨다. 진료를 받아 봤자 별효과가 없는 것 같아 아예 안 가신다는 얘기였다.

하지만 나는 속으로 걱정이 되었다. 부종이 너무 심해보였다. 부종이 심화되면 여러 가지 질환이 생긴다. 하지정맥류 뿐 아니라 동맥경화나 정맥류가 올 수도 있다. 그 상황에서 혈전이 생기면 더 큰 병이 오는 경우가 생긴다. 나는 그게 걱정이 되었던 것이었다.

그런데 바로 그 일이 있고 얼마 안 돼서 사미자 선생님이 발목을 다쳐서 못 걷고 있다는 소식이 전해졌다.

80세 환자와 50대 아들

여든이 넘으신 환자 분이 있었다. 중풍이 있고, 다리가 안 좋은 환자였다. 정형외과에서는 한쪽 다리에 중풍이 있을 때는 인공관절을 해드리지 않는다. 그런데 다리가 너무 아프니까 '어떻게 해야 하나?' 하는 고민을 하던 끝에 소개를 받고 오신 환자였다.

환자 분은 우리 병원에서 치료를 받고 치료 성과를 보게 되어 나에 대한 신뢰가 많이 생기셨다. 하루는 그 환자가 50대 아드님과 함께 병원에 왔다.

"우리 아들이 50대 후반인데 몸이 안 좋아. 대학병원에서 혈압이랑, 고지혈증으로 치료를 받고 있어. 옛날에 심근경색도 있었어. 오늘 나랑 같이 와서 지금 대기실에 있는데 윤원장이 좀 봐줘."

"네. 봐 드릴게요."

80세 환자가 자신을 모시고 온 50대 아들을 걱정해서 한 번 봐달라는 말씀이었다. 그렇게 80세 어머니 부탁으로 대기실에 계신 아드님을 잠깐 보았다.

"어머니께서 이야기를 하셔서 제가 좀 보려고 하는데 좀 어떠세요?"

"저 삼성병원에서 치료 잘 받고 있습니다. 신경 안 쓰셔도 돼요!"

얼핏 보기에도 환자가 좀 심각한 상태 같았다. 안색이 좋지 않았고, 얼굴이 부어 있어 순환계 문제가 의심되는 상황이었다. 하지만, 환자 자신이 걱정하지 말라고 장담을 하는 상황이라 더 이상 다른 말씀을 드리기 어려웠다.

그런데 그 일이 있고 몇 달 뒤, 아드님이 돌아가셨다. 나중에 어머님을 우리 병원에서 다시 만났는데 한동안 안 오셨다는 생각이 들어서 여쭤보았다.

"그동안 잘 안 오셨네요?"

그랬더니 갑자기 눈물을 흘리시면서 아드님이 먼저 돌아가셨다는 얘기를 해주셨다.

나는 순간적으로 맥이 풀렸다. 그때 뭐라도 좀 자세하게 의견을 드릴 걸 그랬나? 하는 후회스런 생각이 가슴을 때렸다.

이런 일들이 몇 번 발생한 뒤로는 매우 적극적으로 환자에게 치료를 권하는 경우가 많다.

"환자는 본인의 몸에 대한 정보를 충분히 들을 권리가 있고, 의사인 저는 제가 알고 있는 이야기를 해야 될 의무가 있는 사람입니다. 치료를 받으시건, 받지 않으시건 관계없습니다. 일단 설명을 드리겠습니다. 듣고 가세요."

이렇게 설명을 드리고 치료를 한다. 하지만, 내가 너무 바쁘거나, 환자가 치료에 대한 적극성이 없는 경우 이에 대한 치료를 권유하기가 망설여지는 것이 사실이다.

더 큰 문제는 적극적인 치료 권유를 과잉진료로 오해 하는 경우다. 네이버 리뷰 댓글 등으로 '비급여에 미친 의사', '돈 밝힌다.' 같은 말들을 쏟아내며 공격하는 경우도 있다.

"다른 병원에서는 그런 말 안하던데요!"
"왜 이런 것까지 정형외과에서 봐요?"

의사로서 진정성을 의심받고, 이런 말을 들을 때면 나도 인간인지라 힘이 빠진다. 의사를 믿고 오는 환자가 있는가 하면 의심의 눈초리로 다가오는 환자도 있는데 후자의 경우, 나 역시 적극적으로 다가서기가 꺼려진다.

최희 아나운서

우연한 계기로 치료를 담당하게 된 사례 중에 아나운서 최희 씨가 있다. 최희 아나운서와는 방송을 같이 찍으면서 알게 되었는데 그 날 따라 최희 씨의 몸 상태가 안 좋아 보였다. 몸에 부종이 있는

게 너무나 확연히 보였다. 아무래도 의사로서 그냥 넘어갈 수 없다는 생각이 들어 넌지시 한마디를 건넸다.

"몸이 안 좋아 보이세요!"

하지만, 최희 씨 반응은 의외였다.

"아니에요. 제가 얼마나 몸을 챙기는데요, 운동도 꾸준히 하고, 영양제도 잘 챙겨먹고 있어요. 저는 잘 지내요. 괜찮아요!"

본인이 괜찮다는 말에 나도 더 이상은 뭐라고 다른 얘기를 하기가 어려웠다. 그런데 그 일이 있고 2주 뒤에 놀라운 소식이 들려왔다. 최희 씨가 '안면마비'가 왔다는 소식이었다. 그 순간 좀 후회스러운 생각이 들었다.

"아! 내가 그때 좀 더 적극적으로 말을 할 걸 그랬나?"

그래서 바로 최희씨를 검색해보니 인스타그램에 계정이 있었다. 내가 디엠을 보냈더니 바로 답장이 왔고, 그날부터 내원해서 치료가 시작되었다. 최희씨는 이후 잘 회복해서 방송에 복귀하였고, 2023년 둘째를 출산했다. 최희 아나운서는 자신의 SNS에 이런 글을 올리기도 했다

퇴원 후 치료에 대하여- 많은 분들이 한방 치료를 권해주셔서 저 또한 한

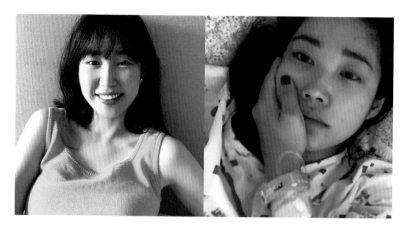

최희 아나운서 인스타그램

방 치료를 받았습니다. 현재도 얼굴에 주기적으로 침 치료를 받고 있습니다. 그리고 제가 2~3주 차부터 시작한 '하이드로다이섹션' 이란 치료가 저에게는 무척이나 효과적이었습니다. 초음파로 관찰하며 포도당 5% 용액을 주사하여 유착되거나 눌려있는 신경의 포착을 해소하고 재생을 돕는 치료입니다. (저도 전문가가 아니니 관심 있으신 분들은 꼭 의사와 상의해보시길 바랍니다.)

사실 이 치료는 많은 분들이 처음 들어보셨을 거고, 주로 정형외과 치료로 사용되기 때문에 안면마비 치료로 잘 연관되지 않을 수도 있습니다. 저는 같이 방송을 해서 인연이 있는 정형외과 의사 선생님께서 이 치료를 권유해주셨고, 지푸라기라도 잡는 심정으로 치료를 했는데 단 1회 치료로도 눈에 띄는 호전이 있었습니다.

현재 4회 정도 치료를 완료한 상황입니다. 저는 하이드로다이섹션을 해주신 선생님의 권유에 따라 치료를 병행하며 비타민을 고용량으로 먹었고, 전정기관 이상으로 인한 어지럼증은 많이 움직이라는 권유가 있어 자주 움직이고 있습니다. 또한 얼굴 도수치료, 마사지를 주기적으로 받았고 유튜브에 나오는 자가 안면마비 운동법, 자가 전정기관 운동법 등을 집에서 셀프로 따라 하고 있습니다. 무엇보다도 스트레스를 받지 않으려 (아, 아니네요 이건.. 스트레스는 자주 받았네요 사실^^) 노력은(?) 했고, 잘 쉬고 잘 먹으려 했습니다.

VOS 박지헌

안면마비는 일반인 사이에서도 유병률이 생각보다 높다. 안면마비가 온 환자들은 매우 난감하다. 특히 항상 카메라 앞에서 밝은 얼굴을 보여야 하는 방송인들은 안면마비가 오면 당장 일을 못하는 상황이 된다.

최희 아나운서의 안면마비를 치료하고 나서 얼마 후, 전화가 왔다.

"박지헌 선배님이 치료 어디서 받았냐고 물어보는데 혹시 원장님 번호 가르쳐 드려도 될까요?"

"박지헌 씨가 누구시죠?"

"VOS 박지헌이요."

알고 보니 2004년도에 데뷔해서 인기를 끌었던 남자 3인조 그룹,

VOS의 멤버 박지헌 씨가 안면마비가 온 것이었다. 박지헌 씨는 최희 씨 안면마비 관련 기사에서 '하이드로다이섹션'으로 성공적인 치료를 마쳤다는 대목을 보고 최희 씨한테 연락을 한 상황이었다.

사실 하이드로다이섹션을 통한 안면마비 치료법은 세계적으로도 사용하는 의사가 거의 없는 치료법이다. 이 치료법은 의사에게는 고도의 숙련이 필요한 치료법인데, 병원입장에서는 수익성이 없는 치료법이다.

병원에서 하이드로다이섹션으로 안면 마비를 치료하려면 일단 시간이 너무 오래 걸린다. 병원에서 진찰을 하고, 엑스레이 찍고 치료하고 30분 있다 증상을 보고, 재차 치료 후 30분 있다 다시 증상 보는 식으로 상태를 보면서 계속 치료를 해야 한다. 이렇게 하다 보면 4~5시간은 금방 간다. 결국 이 치료법은 속된 말로 힘들기만 하고 '돈이 안 되는 치료'가 될 수밖에 없다.

이 때문에 나는 최희 씨를 치료하면서 "제가 이걸로 무슨 영화를 누리려고 하는 게 아니니까 다른 사람한테 알리지 말아주세요."라는 당부를 드렸다. 그 때문에 최희 씨가 박지헌 씨에게 우리 병원을 소개해 주기 전에 사전 양해를 구한 것이었다. 박지헌 씨는 다행히 2주 정도 치료 후에 경과가 좋아져서 방송에 복귀했다.

회복하지 못한 저스틴 비버

비슷한 시기에 유명한 팝 스타인 '저스틴 비버'[59]가 안면마비에 걸렸다는 소식이 전해지기도 했다. 저스틴 비버는 결국 안면마비를 회복하지 못해 콘서트를 중단한다고 밝혔다.

저스틴 비버는 SNS에 "람세이헌트 증후군으로 인해 북미 투어를 끝낼 수 없었다. 6번의 라이브 공연을 했고 너무 힘들었다. 건강이 최우선이라는 것을 깨달았다."며 팬들에게 공연 중단을 알렸다.

언론에 보도된 저스틴 비버의 증상은 최희 씨가 대상포진 발병 이후 겪었다고 밝힌 것과 같은 람세이헌트 증후군이었다. 대상포진 바이러스가 안면 신경에 침투하면서 발병하는 신경계 질환으로 어지러움증과 난청 등을 동반한다.

사실 세계적으로 안면 마비를 하이드로다이섹션으로 치료하는 의사는 거의 없다. 하이드로다이섹션으로 안면마비를 치료하려면 일단 초음파로 안면신경을 관찰할 수 있어야 한다. 즉 안면 신경을 초음파로 볼 수 있는 사람이 아니면 이런 치료를 할 수가 없다.

---

59   저스틴 비버(Justin Bieber, 1994년) 캐나다의 싱어송 라이터. 2009년 데뷔 후 음반에 수록되어 있던 7개의 노래 모두가 빌보드 핫 100에 진입할 정도로 세계적 성공을 거뒀다.

나는 미국의 MSKUS 그룹에서 공부하며 초음파 실력을 업그레이드했고, 얼굴 신경을 찾아내 주사를 놓는 치료법을 마스터 할 수 있었다. 그 덕분에 이 치료법에 대한 확신을 가질 수 있었고, 실제로 많은 환자들을 치료했다.

저스틴 비버는 람세이헌트 증후군과 관련된 합병증을 완전히 치료하지 못해 아직도 활동을 하지 못하고 있지만, 하이드로다이섹션 치료법을 적용받은 최희 씨와 박지헌 씨는 모두 빠른 쾌유 이후, 현재 방송을 잘하고 있다. 박지헌 씨는 방송 활동 재개 후, 내게 장문의 문자를 보내주시기도 했다.

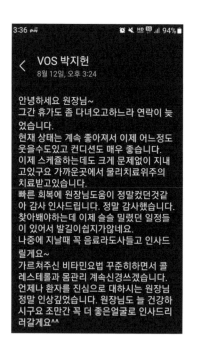

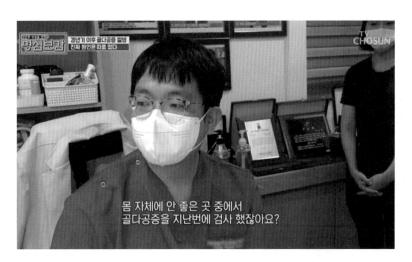

몸 자체에 안 좋은 곳 중에서
골다공증을 지난번에 검사 했잖아요?

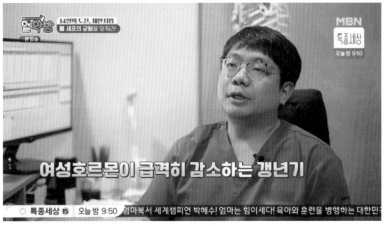

여성호르몬이 급격히 감소하는 갱년기

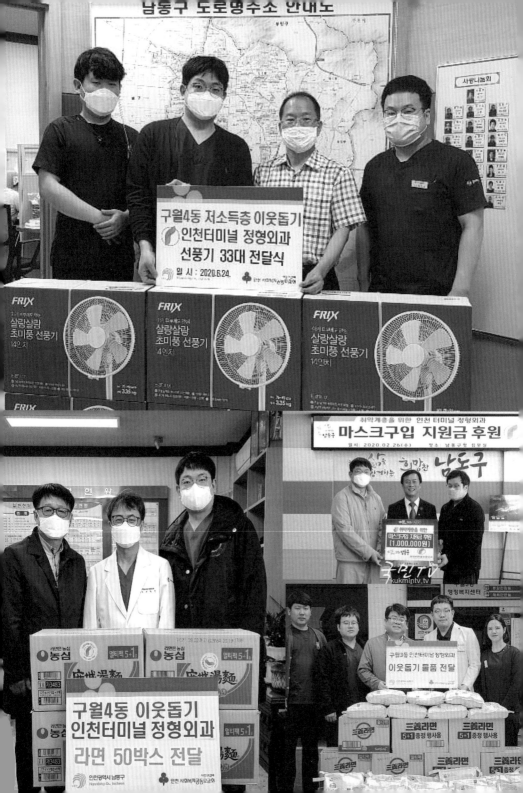

가족 그리고 기부

나의 가족 이야기

직업이 의사이긴 하지만, 주로 병원에 매어 있다 보니 정작 가족들의 건강에는 소홀한 경우가 많았다. 할아버지, 할머니 두 분 모두 돌아가셨는데 제대로 치료를 못해드렸다. 어머니도 2022년에 돌아가셨는데 별로 도움이 못 되어드렸다. 무엇보다 아버지가 상심이 크셨다. 당신께서 말씀은 안하시지만, 마음이 얼마나 아프셨을지 짐작하기 어렵지 않다.

공무원들이 은퇴를 하고 나서 10년 안에 사망할 확률이 높다는 통계가 있는데 어머니가 전형적 케이스였다. (퇴직 10년 이후 연금 수령 통계를 보면 70~80%가 사망으로 연금수령을 하지 못하는 것으로 나온다.) 어머니는 교육 공무원으로 교육청 과장까지 하셨는데 은퇴하시고 10년을 못 넘기셨다. 퇴직 후 2년 만에 뇌출혈, 그 후 3년 뒤에 대장암이 왔다. 나중에서야 논문을 찾아보고 '뇌출혈 발생 후에는 대장암 발병확률이 높다'는 사실을 알게 되었다.

더구나 우리 집은 집안 가족력으로 'MTHFR 유전자' 문제를 갖고 있었다. MTHFR은 Methylenetetrahydrofolate reductase의 약자로 1번 염색체에 존재하는 유전자다. MTHFR 유전자는 우리 몸에서 엽산 및 비타민B에 관여하는 효소의 생성을 조절하는데 이 유전자에 변이가 발생하면 MTHFR 결핍을 초래하고 결국 혈압, 당뇨, 고지혈증, 통풍 등의 대사질환에 취약해진다. 이 때문에 어렸을 때는 백혈병, 나이가 들어서는 갑상선, 유방, 대장암의 발병률이 높아지는 양상을 보인다.

나를 포함해서 가족 전체가 어머니가 겪으셨던 위험한 질병의 원인요소를 갖고 있는 셈이다. 외삼촌도 MTHFR 문제 때문에 한 달에 한 번 치료를 받고 있다.

어머니는 병상에 계실 때 내게 좋은 말씀을 자주 해주셨다. "큰 이모가 너 덕분에 많이 좋아졌다고 연락 왔더라. 엄마가 너무 고맙다. 용현이 네가 친척들 도와준 것, 온 가족이 다 알고 있다." 그렇게 주변 사람들에게 아들 얘기를 하시던 것이 어머니의 큰 낙이었다.

하지만 내 입장에서는 이모, 고모, 외삼촌, 사촌형 등을 치료했지만 정작 어머니의 병세를 극복하는데 큰 도움을 드리지 못했다는 것이 못내 아쉬웠다.

어머니가 돌아가셨을 때는 문득 '내가 뭐 하고 있는 거지?' 하는 생각이 들었다. 무엇보다 환자 이야기만 너무 듣고 나이브하게 판단한 것이 아닌가 하는 생각이 들었다. 2018년경 치료 후에 빈혈과 호르몬 수치가 좋아지는 것까지는 확인했지만, 그 뒤로는 별로 신경을 쓰지 못했다.

어머니께서 "화순이 너무 멀어 자주 오기 힘들고, 몸이 많이 편해졌으니 괜찮다."고 말씀 하셨는데 그 말을 그냥 믿었던 것이 문제였다. 지금 생각해보면 바쁜 아들에게 부담주지 않으려 하셨던 말씀이었다.

내가 평소에 강의할 때 "의사는 환자 말을 걸러들어야 한다."고 그렇게 강조를 했지만 정작 어머니의 말씀은 너무 쉽게 믿었던 것이다. 사적으로는 부모님이지만, 공적으로는 환자였는데, 괜찮겠지 하는 마음으로 넘어간 게 아닌가 싶은 아쉬움이 가슴 한편에 남아 있다.

기부를 하면 세상이 바뀔 줄 알았다

2016년에 인천 터미널 정형외과를 개원 하고, 2017년부터 계속 기부를 하기 시작했다. 그러자 주변 분들이 "기부를 왜 그렇게 열심히 하나?"라고 묻는 경우가 많았다.

내가 기부를 하는 이유는 우선 사회 환원에 대한 의지 때문이다. 인천에서 돈을 벌었으면 인천에서 돈을 써야 된다는 생각을 전부터 해왔다. 인천은 나의 고향도 아니고 학창시절을 보낸 곳도 아니다. 별 연고가 없이 순전히 병원 개업을 위해 찾아온 곳이다.

하지만 어떻게 사회 환원을 할까? 고민하면서 제일 먼저 들었던 생각은 내가 의사로서 병원을 운영할 수 있도록 해주신 인천 시민에게 먼저 기부를 하고 싶다는 것이었다. 그래서 인천의 주민센터를 중심으로 먼저 기부를 시작했다.

나는 기부를 하면서 몇 가지 원칙을 세웠다. 우선 기부의 대상은 거의 주민센터 같은 공공기관 위주로 한다. 그 이유는 만약 중간에 배달사고가 나더라도 책임을 물을 수 있기 때문이다.

그러다 보니 남동구청에서 시작해서 구월1동, 구월2동, 구월3동, 주안8동, 광교동 등으로 한 바퀴 돌면 미추홀구로 넘어가게 된다. 한 달에 100만원씩 기부를 한다고 하면 몇 개월 안에 주변 지역을 거의 한 바퀴 다 돌게 되는 셈이다. 결국 다음 단계로 다문화가정이나 교회 쪽을 도는 수밖에 없다.

두 번째로 나의 기부는 현금기부가 아니라 물품기부를 원칙으로 한다. 물품으로 해야 다른 문제를 막을 수 있고, 기사가 나왔을 때는 증명이 되기 때문이다.

물품기부가 기본이기 때문에 항상 기부 받는 단체 쪽에 물어본다. "어떤 물품이 필요하세요?" "그쪽 어르신들은 어떤 거 좋아하신대요?" 그렇게 물어본다. (예전에는 쌀을 기부하는 경우가 많았는데 최근엔 쌀을 그렇게 좋아하지 않는다. 햇반이나 라면을 원하는 경우가 많다.)

이렇게 공공기관에 물품으로 기부를 하면 대개의 경우 그때마다 사진을 찍고 신문기사도 나오기 때문에 일종의 인증 효과가 생기고 지역 주민들이 기부에 대해 인지하게 되는 효과도 있다.

7년째 기부를 하다 보니 느끼는 점이 많다. 무엇보다 기부를 좀 더 하고 싶어도, 더 할 수 없게 만드는 문화적, 제도적 장벽들이 존재함을 알게 되었다.

일단 주변에서 "왜 기부를 자꾸 하냐?"고 물어보는 경우가 많다. '무슨 다른 의도가 있는 건 아닌지?' 색안경을 끼고 보는 문화가 있다.

조세제도가 제도적으로 기부 문화의 활성화를 상당히 방해하는 측면도 있다. 3,000만 원 이상의 기부금에 대해서는 소득공제를 해 주지 않는 것도 기부문화를 억제하는 한 요인이다. 세금은 세금대로 내면서 기부를 해야 하니 아무래도 기부할 동기가 떨어질 뿐 아니라 세금까지 내면서 기부를 하면, 그때부터 사람들이 더 이상하게 생각하기 때문이다. 우리나라의 사회적인 통념이 그렇다.

현재 증여세 시스템 때문에 좋은 취지의 기부를 하고도 '세금폭

탄'을 얻어맞는 황당한 경우도 있다. 생활정보지인 수원교차로의 창업주는 2002년 180억 원 상당의 회사 주식 90%와 현금 15억 원을 모교인 아주대학교에 기부했다. 아주대는 이를 기리기 위해 공동으로 장학재단을 세워 대학생 1,000여명을 지원했다. 그런데 국세청은 이 재단에 증여세 100억 원에 가산세 40억 원을 보태 세금 140억 원을 부과했다. 언론이 〈기부금 증여세 폭탄사건〉이라고 부른 유명한 사건이다. 전 재산을 사회에 환원하고 싶어 기부를 해도 나중에 증여세가 부과되는 이상한 구조인 것이다.

단체나 기관을 상대로 한 기부 외에 형편이 어려운 환자들에 대한 사실상의 기부도 막혀 있다. 이를테면 보호환자[60]가 병원에 오면 그분들이 소속된 곳에 뭔가 좀 돌려드리고 싶은 마음도 있다. 하지만 의사가 형편이 어려운 환자에게 자의적으로 돈을 안 받는 것도 문제가 된다. 병원이 환자한테 치료비를 받지 않으면 '환자 유인 및 알선'이 되기 때문이다.[61]

나 역시 경제적 어려움을 호소한 환자들에게 치료비를 받지 않았다가 실제로 문제가 된 일이 있었다. 내가 치료비를 받지 않자, 주변의 다른 병원들에서 '환자유인 및 알선 행위'로 신고하여 이에 대한 조사가 들어오기도 했다.

60　보호환자: 생활보호 대상자에게 국가에서 의료비를 지원해주는 제도. 비급여 항목은 지원되지 않는다. 이외에도 '산정특례'로 지정된 질환은 국가가 보장해준다.
61　가족 등 특별한 관계의 경우에만 예외로 인정된다.

결국 현재의 제도 하에서는 치료비를 받지 않으려 해도 돈을 안 받을 수 없다. 환자가 돈이 없는 줄 알면서도 돈을 안 받으면 안 되는 상황이다. 법이 그렇게 되어 있다. (환자 본인부담금을 받지 않고, 환자들을 모아서 장난치는 병원이 있을까 봐 만들어 놓은 제도인 줄은 알지만, 뭔가 답답한 것도 사실이다.)

내가 기부문제에 적극적으로 나선 또 다른 이유는 기부 실천이 많아지면 많아질수록 좀 더 인간미 넘치는 세상을 만들 수 있을 것으로 기대하기 때문이다. 기부를 통해 내가 정작 기대했던 것은 우리 병원의 기부가 더 많은 사회적 기부로 확대되는 상황이었다. 누군가 계속 기부를 하면, 기부 관련 소식이 계속 언론에 나가게 되고, 이를 본 더 많은 병의원이 기부문화에 동참하게 되어 결국 기부를 통해 보람을 느끼는 모습들이 마치 전염병 퍼지듯이 사회 곳곳으로 퍼져 나가지 않을까 기대한 것이다.

그러나 기부문화의 확산은 기대만큼 이뤄지지는 않고 있다. 내가 기회 있을 때마다 기부 실천에 대한 많은 권고를 했지만, 실제로 실행하는 사람들은 얼마 되지 않았고, 실행한다고 하더라도 지속적인 기부가 아닌 단발성, 홍보성 기부에 치중하는 경우가 많았다.

진정한 의미의 기부와 나눔은 '지속성'이 관건이다. 단발적인 몇 회의 기부가 아니라 100회 이상의 기부가 쌓여야 효과가 있다. 단발성 기부에 대해서는 색안경을 끼고 보지만, 장기에 걸쳐 지속적으로 이뤄지는 기부에 대해서는 '진정성'을 평가해주기 때문이다.

우리 병원의 경우만 봐도 그렇다. 처음에는 분기별로 한 번에 300만 원씩을 기부를 했는데 그때마다 주민센터나 구청 관계자들의 시선에서 '코스프레 하러 왔나?' 정도로 보는 듯한 느낌이 들었다.

하지만, 비슷한 기부를 1년에 10번 이상, 7년~8년 째 하다 보니 사람들의 보는 눈이 많이 달라졌다. 더 이상 '일회성 기부'라고 치부하지도 않고 기부의 진정성을 인정해주는 것 같았다.

나는 종종 SNS나 학회에서 만난 동료 의사들에게 기부문화의 확산을 강조한다.

"저희가 돈 벌어서 다 뭐 합니까? 지역사회에서 돈 벌었으면 지역사회에 환원을 해야죠. 여유가 되는 만큼, 꾸준히 할 수 있을 만큼 기부를 합시다."

이런 주장을 오랜 시간에 걸쳐 꾸준히 했더니 공감해주는 사람들이 조금씩 늘어나기도 했다. 그 중에는 '어떻게 하면 되냐?'며 기부의 노하우를 물어보는 분들도 생겨나기 시작했다. (대표적으로 광주에 있는 '소문난내과'에서는 상당히 오랫동안 지속적인 기부를 실천하고 있다.)

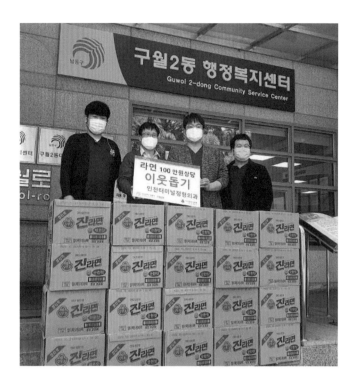

　사회 환원 차원을 넘어 환자들이 의사에게 갖고 있는 편견이나 의사에 대한 부정적 이미지를 극복하기 위해서라도 의료계의 기부문화는 확산될 필요가 있다.

　결국 어떤 분야건 세상은 사람이 만드는 것이다. 의사에 대한 인식이 좋은지 안 좋은지를 따지기에 앞서 스스로 할 수 있는 사회적 역할을 찾아 작은 실천을 해나가야 한다. 말만 한다고 세상이 바뀌는 것은 아니기 때문이다

수사반장처럼 진찰하라

– 의대가 6년인지도 몰랐던, 어느 의학도의 통합의학 분투기

초판 1쇄 인쇄 2024년 8월 20일
초판 1쇄 발행 2024년 8월 26일

지은이 윤용현
펴낸곳 글통출판사
발 행 홍기표
인 쇄 정우인쇄
디자인 이소영
글통출판사 출판 등록 2011년 4월 4일 (제319-2011-18호)
팩스 02-6003-0276
페이스북 http://www.facebook.com/Geultong
이메일 geultong@daum.net
ISBN 979-11-85032-87-0
정가 15,000원